U0388510

Processes and Atlas of Modern Endourologic Surgery

新泌尿外科腔镜手术步骤与图谱

温星桥　主编

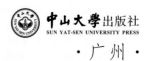

中山大学出版社
SUN YAT-SEN UNIVERSITY PRESS

·广州·

版权所有　翻印必究

图书在版编目（CIP）数据

新泌尿外科腔镜手术步骤与图谱/温星桥主编 . —广州：中山大学出版社，2020.6
ISBN 978 - 7 - 306 - 06844 - 6

Ⅰ . ①新…　　Ⅱ . ①温…　　Ⅲ . ①腹腔镜检—泌尿系统外科手术—图解
Ⅳ . ①R699—64

中国版本图书馆 CIP 数据核字（2020）第 038052 号

出　版　人：王天琪
策划编辑：鲁佳慧
责任编辑：鲁佳慧
封面设计：林绵华
责任校对：邓子华
责任技编：何雅涛
出版发行：中山大学出版社
电　　话：编辑部 020 - 84111996，84113349，84111997，84110779
　　　　　发行部 020 - 84111998，84111981，84111160
地　　址：广州市新港西路 135 号
邮　　编：510275　　　　　传　真：020 - 84036565
网　　址：http://www.zsup.com.cn　　E-mail：zdcbs@ mail. sysu. edu. cn
印　刷　者：广州市友盛彩印有限公司
规　　格：787mm×1092mm　1/16　17.5 印张　500 千字
版次印次：2020 年 6 月第 1 版　　2020 年 6 月第 1 次印刷
定　　价：150.00 元

如发现本书因印装质量影响阅读，请与出版社发行部联系调换

本书编委会

主　　编：温星桥（中山大学附属第三医院）

副 主 编：王　喻（中山大学附属第三医院）

韩跃辅（广东韶关粤北人民医院）

赖文杰（中山大学附属第三医院）

李小娟（南方医科大学深圳医院）

主编助理：祝炜安　李名钊　孙东麟　蔡有弟　冷区

参与本书手术协作与支持人员（以姓氏笔画排序）：

王　芳	王　来	王　骏	王来福	文碧燕	叶永康
叶春伟	包　琨	权伟合	朱永胜	朱宝益	刘小彭
阮星星	纪梓良	武忠强	严彬元	李　军	李志广
李茂胤	李　科	李　骏	李腾成	杨少东	肖兆铭
吴　涛	邱信璇	张　莉	张丽媚	张慧敏	陆敏华
陈中刚	陈　忠	陈响秋	陈　婵	陈靖鑫	林秋菊
罗婷婷	周青春	郑喜春	郑锐年	柯春花	唐金琦
黄文涛	黄红星	黄媛媛	黄群雄	续奇志	彭柳艺
温志强	温粤辉	简　欢	蔡　燚	魏丽梅	

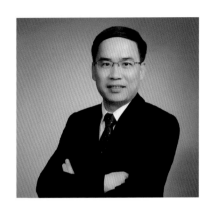

温星桥，主任医师、教授、博士研究生导师，中山大学附属第三医院泌尿外科党支部书记、泌尿外科一区主任。

入选"教育部新世纪优秀人才培养计划""广东省千百十人才工程""广东省杰出青年医学人才""中山大学优秀青年教师培养计划""中山大学附属第三医院杰出青年后备人才计划"。曾在美国哈佛大学、罗彻斯特大学访问研究。

美国泌尿外科学会（AUA）国际会员，国际尿结石联盟（IAU）青年委员，广东省医学会泌尿外科分会委员，广东省医师协会泌尿外科分会委员，广东省泌尿生殖协会精准医学分会主任委员，广东省泌尿生殖协会转化医学分会、前列腺疾病分会副主委，中国医学促进会泌尿生殖医学专业委员会第一届常务委员。任 *Prostate Cancer & Prostate Diseases*、*Chinese Medical Journal*、《中山大学学报》（医学科学版）、《中华实验外科杂志》《中华腔镜泌尿外科杂志》（电子版）审稿专家、编委，国家自然科学基金、多项省级基金同行评议专家。

主要从事泌尿外科的临床与研究工作。擅长泌尿外科疾病如前列腺肿瘤、前列腺增生、泌尿系统肿瘤、泌尿系统结石的微创手术与综合治疗、机器人辅助手术、单孔腹腔镜手术、无气腹腹腔镜手术。研究方向为泌尿男生殖系统肿瘤（前列腺癌）的发病机制、靶向治疗与泌尿外科腔镜手术研究。

多次参加美国泌尿外科学会（AUA）、国际泌尿外科学会（SIU）、世界腔道泌尿外科大会（WCE）年会等国际会议并作学术报告。参与创办《中华腔镜泌尿外科杂志》（电子版），主编《日常腔镜泌尿外科手术步骤与图谱》。先后主持多项国家自然科学基金项目、广东省基础与应用基础研究区域联合基金重点项目等。发表国内期刊论文90余篇、SCI论文20余篇，参与获得广东省科学技术一等奖、教育部科学技术二等奖。

主编电子邮箱：wenxq@ mail. sysu. edu. cn

微信搜一搜

🔍 温教授泌尿健康|

前　言

　　近年来，泌尿外科的腔镜技术发展日新月异，在各级医院的临床实践中得到越来越广泛的应用，取得较好的微创效果。

　　但是，在实际工作中，我们仍然需要继续提高手术设计的科学化、操作的精准化水平，进一步提高疗效，最大限度减少并发症，以提供更优质的医疗服务。

　　相较笔者于2015年出版的《日常泌尿外科腔镜手术步骤与图谱》一书，本书新收录了笔者近几年来开展的一些手术实例，秉承步骤化、精准化的理念，通过实景实图，让读者如临其境，且便于参考。部分手术案例为单孔腹腔镜辅助技术，也是本书的特色之一。

　　本书强调风险防范在先、保障手术安全、最大限度减少并发症的原则，同时，还收录了一些在当前医疗条件下不适宜腔镜的手术案例。读者宜结合病情特点、个人经验、技术、设备条件等因素来选择手术方案，以期取得良好效果。

　　衷心感谢关心、支持本书出版的各级领导、专家、前辈与同道。感谢编写组各位专家、同道的辛勤工作与协助。感谢中山大学出版社的徐劲总编辑、鲁佳慧编辑。

　　限于实际条件与编写精力，本书肯定存在错漏与不足之处，请各位专家与读者不吝指正，诚挚感谢！

温星桥

二〇二〇年春于广州

致　谢

感谢中山大学对本书提出指导与帮助的相关领导们。

衷心感谢中山大学附属第三医院泌尿外科的全体教授、全体医师、全体护理人员。

衷心感谢中山大学附属第三医院高新教授的支持与指导。

衷心感谢南方医科大学深圳医院的相关领导、泌尿外科及手术室的全体医师与护理人员。

特别感谢家庭成员李小娟副主任医师、温力骅及其他家庭成员对本书编写工作的支持。

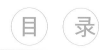

CONTENTS

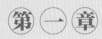

第一章　腹腔镜肾上腺手术

第一节　腹腔镜肾上腺嗜铬细胞瘤切除术

单孔腹腔镜辅助右侧肾上腺嗜铬细胞瘤切除术（经腹腔入路）

【病例简介】

女性，25 岁，阵发性头痛、多汗，伴高血压 2 年余，血压 185/95 mmHg，尿香草扁桃酸（vanillylmandelic acid，VMA）明显升高，血皮质醇、醛固酮水平正常，CT 检查发现右侧肾上腺实性肿物，大小约 48 mm×46 mm×42 mm。

术前诊断：右侧肾上腺嗜铬细胞瘤。

行经腹腔入路单孔腹腔镜辅助右侧肾上腺嗜铬细胞瘤切除术。（图 1－1）

图 1－1　经腹腔入路单孔腹腔镜右侧肾上腺嗜铬细胞瘤切除术*

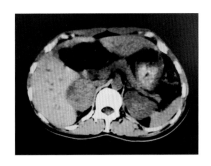

1. 术前 CT 平扫

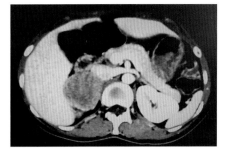

2. 术前 CT 动脉相

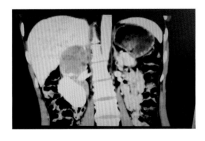

3. 术前 CT 冠状面

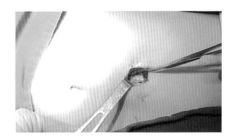

4. 皮肤切口

*本书图片有特殊性，每个手术的图谱由多幅图片组成，且均有分标题加以说明，故每个手术的图谱的总标题前置于图片上方，特此说明——编者注。

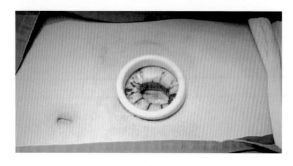

5. 置入单孔操作通道(1)

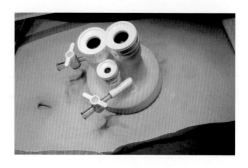

6. 置入单孔操作通道(2)

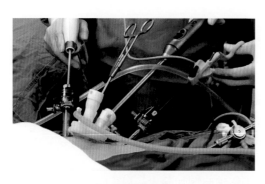

7. 穿刺器外观

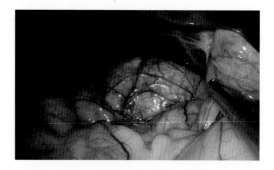

8. 进入腹腔所见

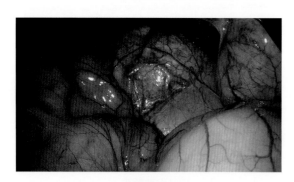

9. 肿瘤外观

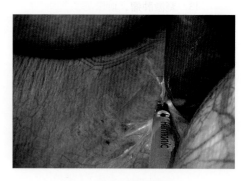

10. 分离肝脏粘连

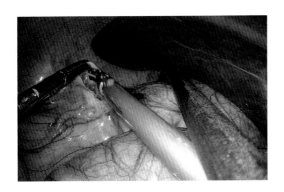

11. 分离肿瘤外侧面（1）

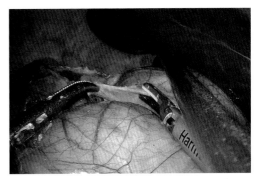

12. 分离肿瘤外侧面（2）

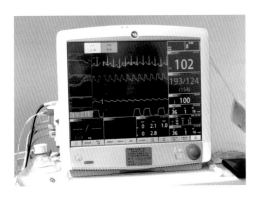

13. 刺激肿瘤，血压明显上升

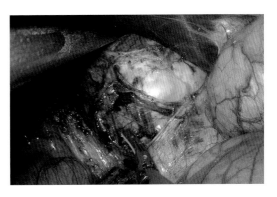

14. 分离肿瘤底部

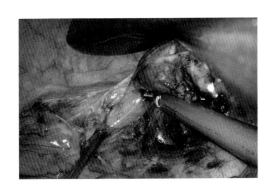

15. 分离肿瘤下部粘连（1）

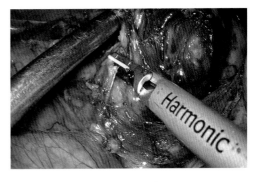

16. 分离肿瘤下部粘连（2）

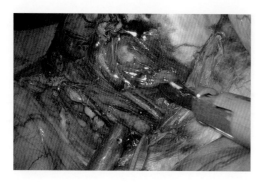

17. 分离肿瘤下面

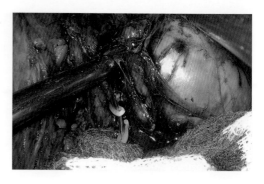

18. 分离肿瘤血管

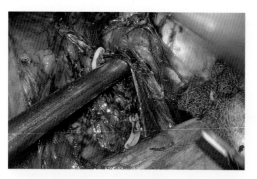

19. 用塑料结扎夹（Hem-o-lok）结扎供血动脉

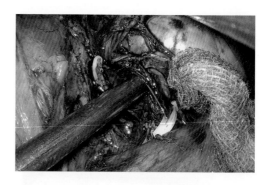

20. 用 hem-o-lok 结扎供血动脉

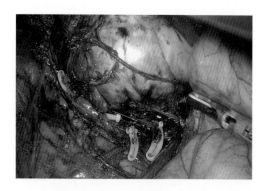

21. 分离肿瘤

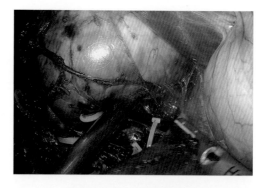

22. 分离肿瘤与下腔静脉粘连面（1）

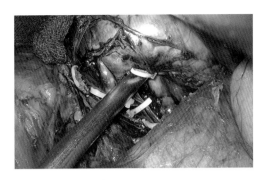

23．分离肿瘤与下腔静脉粘连面(2)

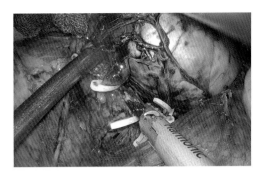

24．分离肿瘤侧面

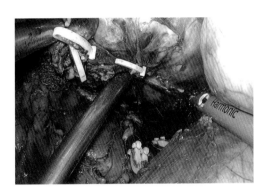

25．切除肿瘤下极粘连

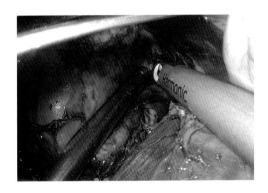

26．分离中央静脉

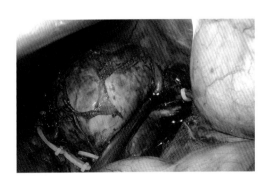

27．结扎中央静脉(1)

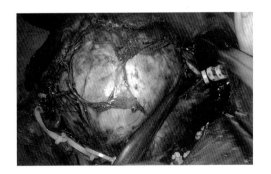

28．结扎中央静脉(2)

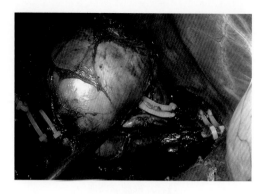

29. 切断中央静脉

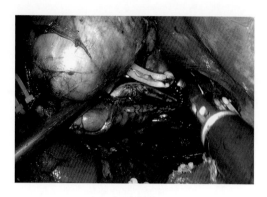

30. 切除肿瘤(1)

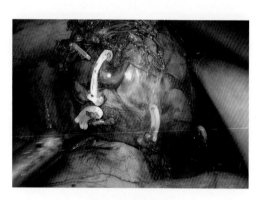

31. 切除肿瘤(2)

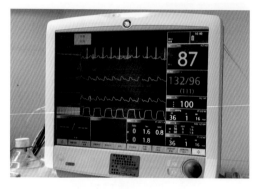

32. 切除肿瘤后血压平稳

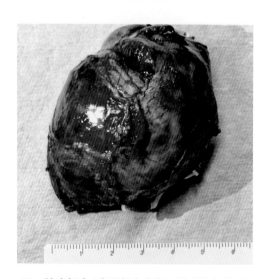

33. 肿瘤标本(病理报告为肾上腺嗜铬细胞瘤)

（温星桥　王喻　祝炜安）

腹腔镜左侧肾上腺嗜铬细胞瘤切除术（经腹膜后腔入路）

【病例简介】

女性，28 岁，发现高血压、左侧肾上腺占位病变 3 个月余，血压 145/95 mmHg，CT 检查发现左侧肾上腺肿物，大小约 42mm×30 mm，内部组织结构不均匀，血皮质醇、醛固酮水平正常。尿 VMA 水平显著升高。其父有恶性嗜铬细胞瘤病史。

术前诊断：左侧肾上腺嗜铬细胞瘤。

行经腹膜后腔入路腹腔镜左侧肾上腺嗜铬细胞瘤切除术。（图 1 - 2）

图 1 - 2　经腹膜后腔入路腹腔镜左侧肾上腺嗜铬细胞瘤切除术

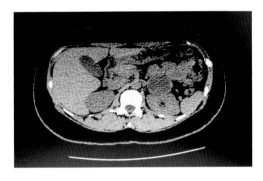

1. 术前 CT 平扫

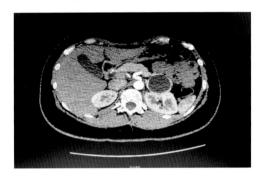

2. 术前 CT 动脉相

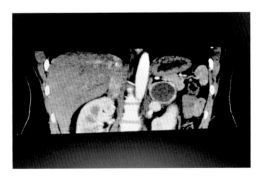

3. 术前 CT 冠状面

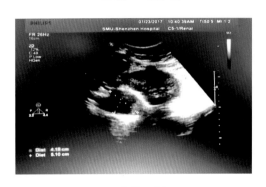

4. 术前 B 超

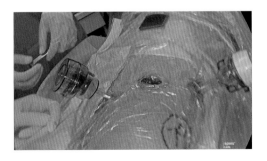

5. 置入 3 个穿刺器

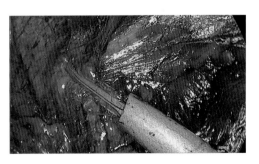

6. 分离腹膜外脂肪

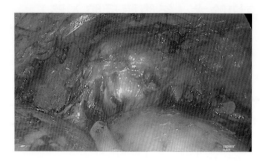

7. 分离肾上极（1）

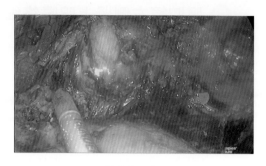

8. 分离肾上极（2）

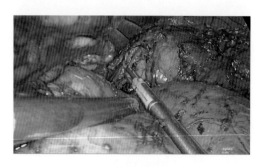

9. 找到肾上腺

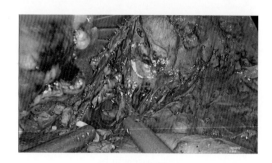

10. 分离肿物下极（1）

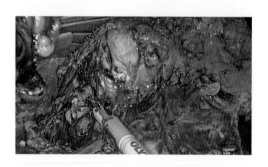

11. 分离肿物下极（2）

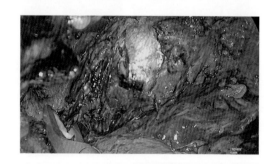

12. 结扎血管

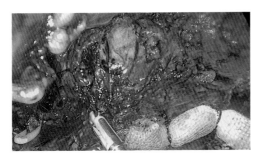

13. 分离肿瘤（1）

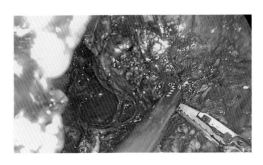

14. 分离肿瘤（2）

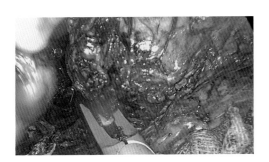

15. 结扎血管

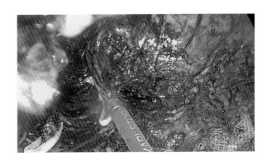

16. 切断血管

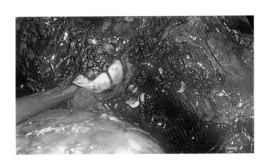

17. 分离肿瘤（3）

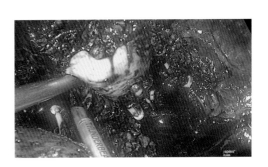

18. 分离肿瘤（4）

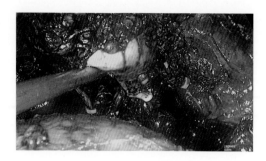

19. 结扎肿瘤血管（1）

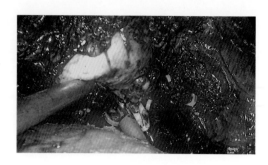

20. 结扎肿瘤血管（2）

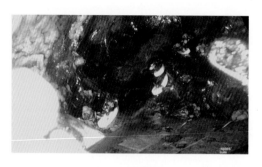

21. 切除肿瘤

（温星桥　周青春　严彬元　李志广）

腹腔镜右侧肾上腺嗜铬细胞瘤切除术（经腹腔入路）

【病例简介】

男性，38 岁，反复发热半年余，血压 125/65 mmHg，血皮质醇、醛固酮，尿 VMA 正常，CT 检查发现右侧肾上腺实性肿物，大小约 58 mm×45 mm×40 mm。

术前诊断：右侧腹膜后肿瘤，肾上腺肿瘤。

行经腹腔入路腹腔镜右侧肾上腺嗜铬细胞瘤切除术。（图 1 − 3）

图 1 − 3　经腹腔入路腹腔镜右侧肾上腺嗜铬细胞瘤切除术

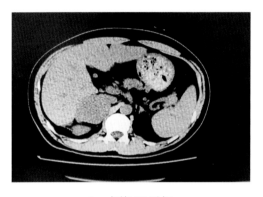

1. 术前 CT 平扫

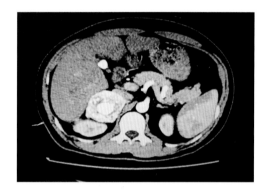

2. 术前 CT 动脉相

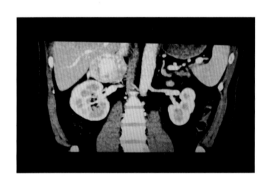

3. 术前 CT 冠状面

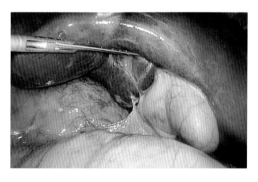

4. 暴露视野

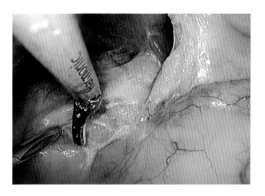

5. 分离肝肾韧带

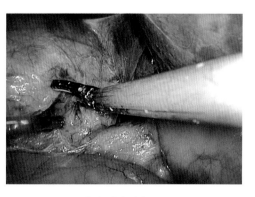

6. 分离肿瘤内侧面(1)

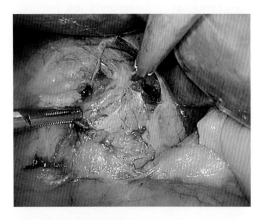

7. 分离肿瘤内侧面(2)

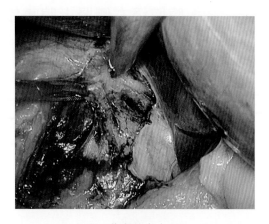

8. 分离肿瘤表面

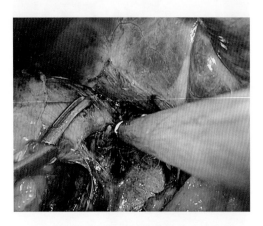

9. 分离肿瘤下极及下腹静脉粘连处(1)

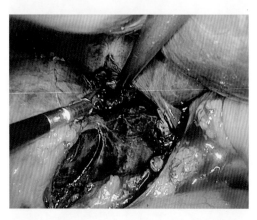

10. 分离肿瘤下极及下腹静脉粘连处(2)

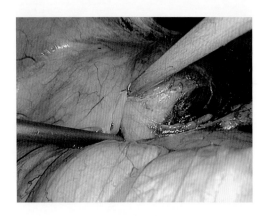

11. 分离肿瘤外侧面(1)

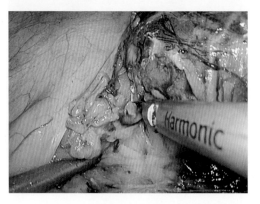

12. 分离肿瘤外侧面(2)

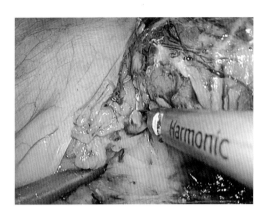

13. 分离肿瘤外下面

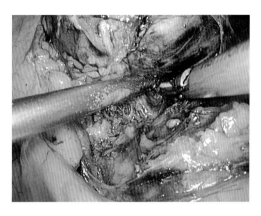

14. 分离肿瘤底部

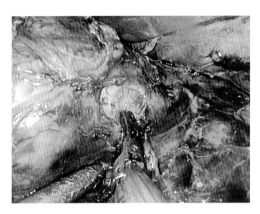

15. 分离肿瘤与下腹静脉粘连

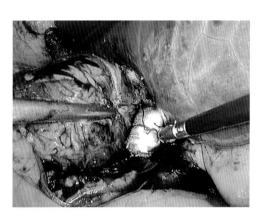

16. 用纱条吸净术野血液

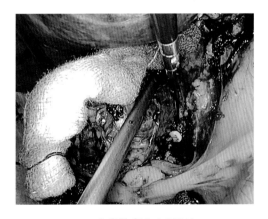

17. 分离肿瘤内上面(1)

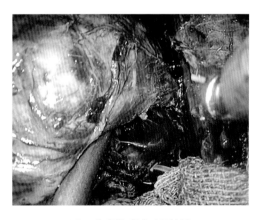

18. 分离肿瘤内上面(2)

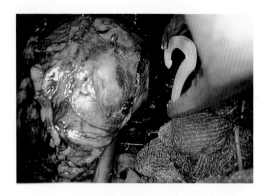

19. 用 Hem-o-lok 结扎供血动脉（1）

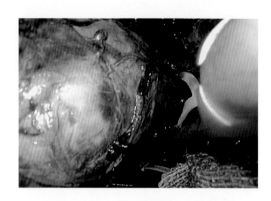

20. 用 Hem-o-lok 结扎供血动脉（2）

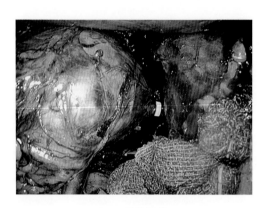

21. 妥善结扎

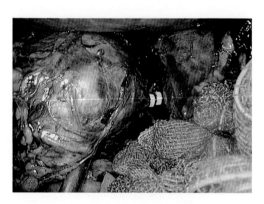

22. 双重结扎

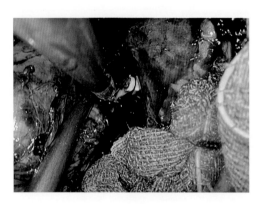

23. 切除肿瘤（1）

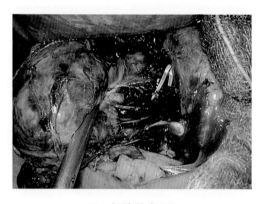

24. 切除肿瘤（2）

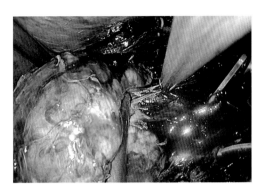

25．切除肿瘤(3)

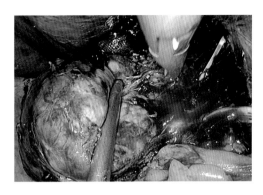

26．切除肿瘤(4)

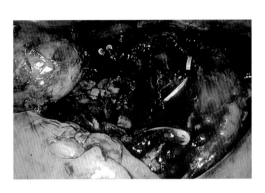

27．完整切除肿瘤

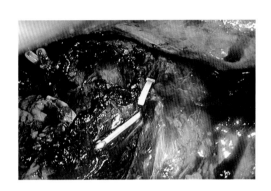

28．肿瘤创面无渗血

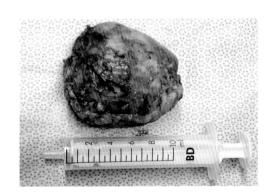

29．肿瘤外观

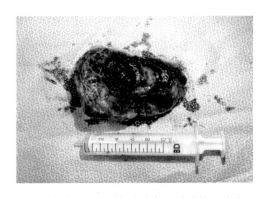

30．肿瘤剖面(病理报告为肾上腺嗜铬细胞瘤)

（温星桥　王喻　李名钊　李小娟）

第二节　腹腔镜肾上腺皮质腺瘤切除术

◎ 单孔腹腔镜辅助左侧肾上腺皮质腺瘤切除术
（经腹膜后腔入路）

【病例简介】

女性，42 岁，发现高血压、肥胖半年，入院，血皮质醇明显升高，分泌节律失调，CT 发现左侧肾上腺肿瘤，大小约 30 mm×25 mm，血醛固酮、尿 VMA 水平正常。

术前诊断：左侧肾上腺肿瘤，皮质醇腺瘤，柯兴氏综合征。

行经腹膜后腔入路单孔腹腔镜辅助左侧肾上腺皮质腺瘤切除术。（图 1-4）

图 1-4　经腹膜后腔入路单孔腹腔镜辅助左侧肾上腺皮质腺瘤切除术

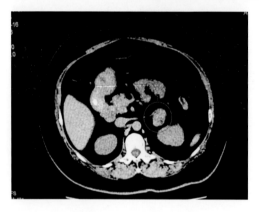

1. 术前 CT 平扫（红圈示肿瘤）

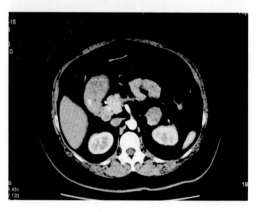

2. 术前 CT 静脉相

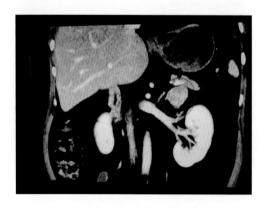

3. 术前 CT 冠状面（红圈示肿瘤）

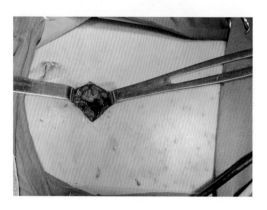

4. 小切口切开

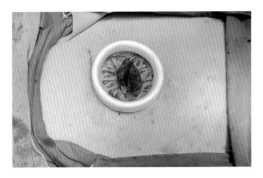

5. 置入单孔操作通道

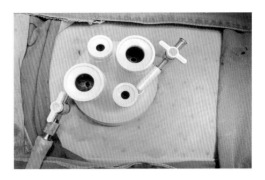

6. 置入单孔装置

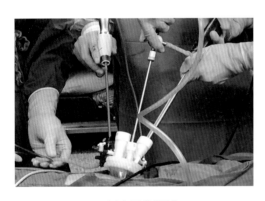

7. 置入操作器械

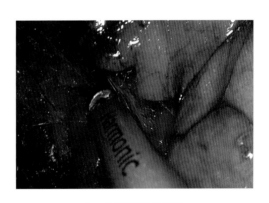

8. 分离腹膜外脂肪

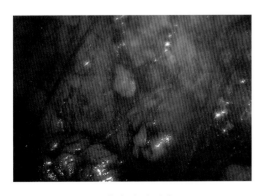

9. 分离脂肪干净

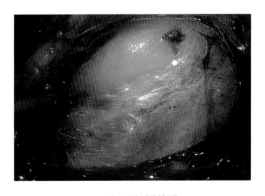

10. 切开肾周筋膜

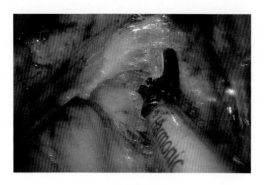

11. 切开肾后间隙

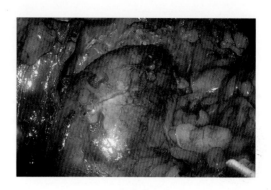

12. 游离肾上极

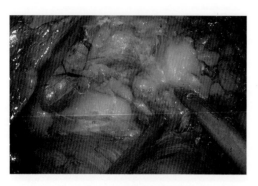

13. 寻找肾上腺

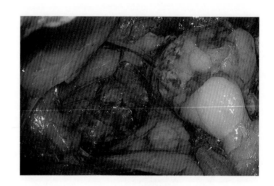

14. 分离肿瘤

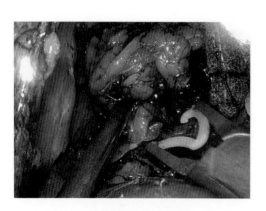

15. 结扎肿瘤下极血管(1)

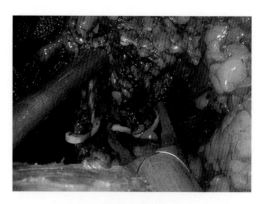

16. 结扎肿瘤下极血管(2)

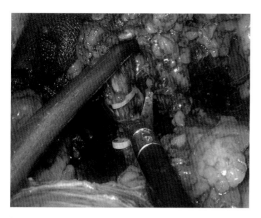

17. 切断血管

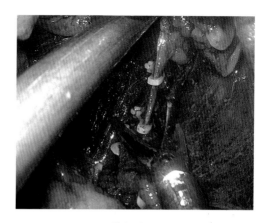

18. 结扎中央静脉

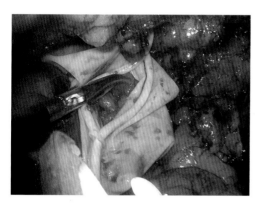

19. 肿瘤装袋

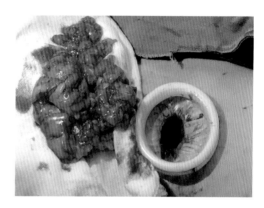

20. 取出肿瘤

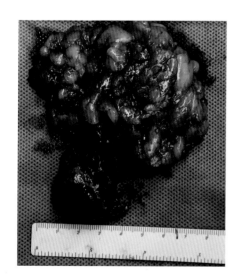

21. 肿瘤外观

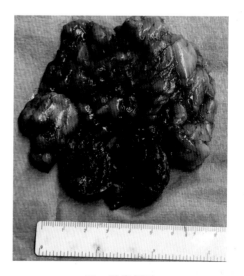

22. 肿瘤剖面

（温星桥　王喻　祝炜安）

腹腔镜左侧肾上腺肿瘤切除术（经腹膜后腔入路）

【病例简介】

女性，28 岁，发现血压升高半年余，血压 165/105 mmHg，血皮质醇升高，CT 检查发现左肾上腺实性肿物，大小约 28 mm×20 mm。

术前诊断：左侧肾上腺肿瘤，皮质醇腺瘤。

行经腹膜后腔入路腹腔镜左侧肾上腺肿瘤切除术。（图 1 - 5）

图 1 - 5　经腹膜后腔入路腹腔镜左侧肾上腺肿瘤切除术

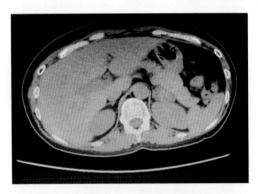

1. 术前 CT 平扫

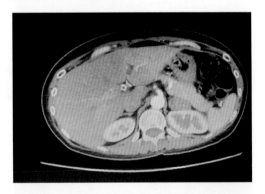

2. 术前 CT 动脉相

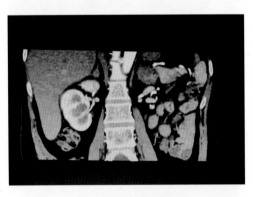

3. 术前 CT 冠状面

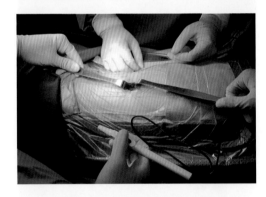

4. 切口

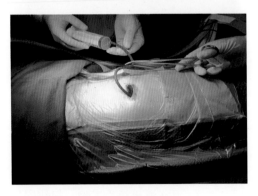

5. 气囊扩张后腹腔

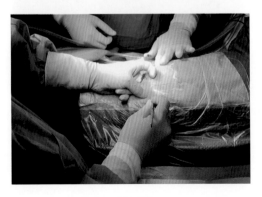

6. 增加切口

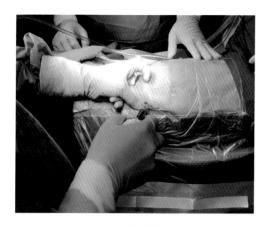

7.　置入穿刺器（1）

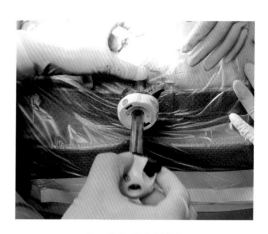

8.　置入穿刺器（2）

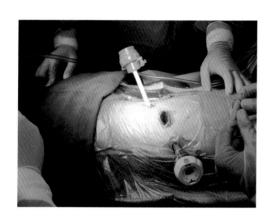

9.　置入腹侧穿刺器

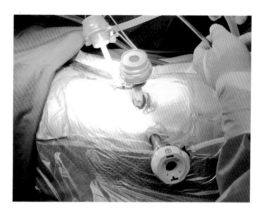

10.　置入 3 个穿刺器

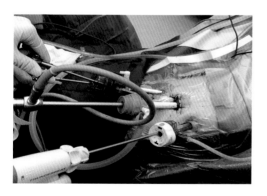

11.　置入操作器械

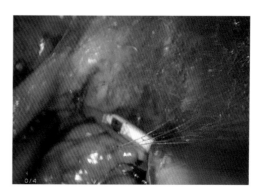

12.　分离腹膜外脂肪（1）

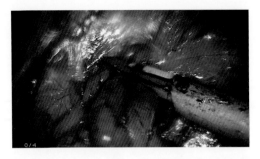

13. 分离腹膜外脂肪(2)

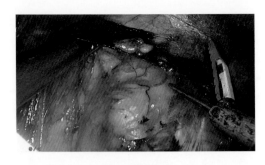

14. 切开肾周筋膜(1)

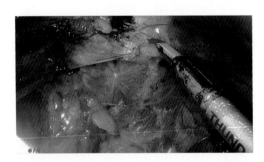

15. 切开肾周筋膜(2)

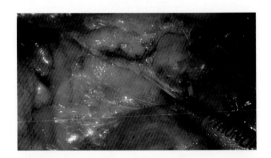

16. 分离肾上极(1)

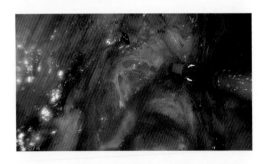

17. 分离肾上极(2)

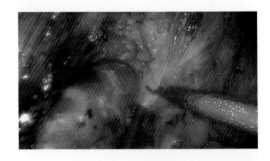

18. 分离肾后间隙(1)

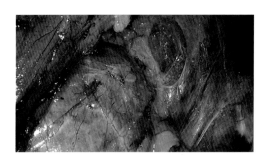

19. 分离肾后间隙（2）

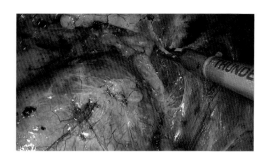

20. 分离肾上腺后间隙

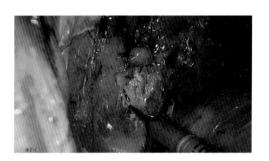

21. 分离肾上腺下极

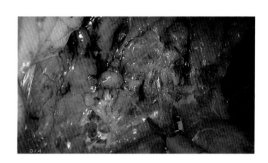

22. 分离肾上腺（1）

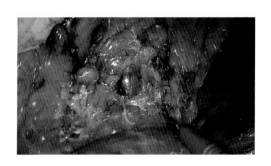

23. 分离肾上腺（2）

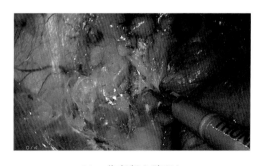

24. 分离肾上腺（3）

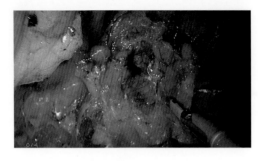

25. 分离肾上腺(4)

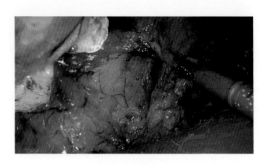

26. 分离肾上极

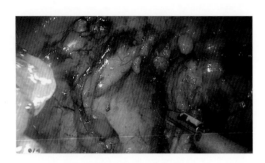

27. 分离肾上腺腹侧面(1)

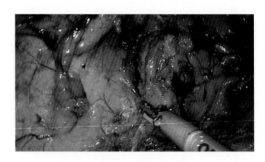

28. 分离肾上腺腹侧面(2)

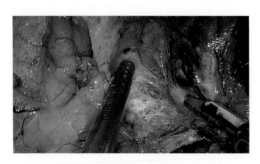

29. 分离肾上腺腹侧面(3)

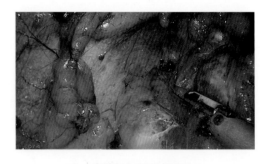

30. 分离肾上腺腹侧面(4)

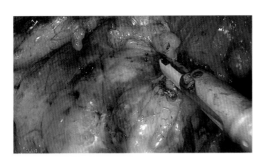

31．分离肾上腺肿瘤上极（1）

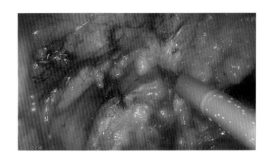

32．分离肾上腺肿瘤上极（2）

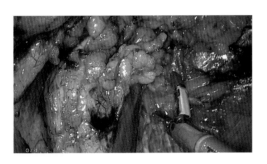

33．分离肿瘤背侧（1）

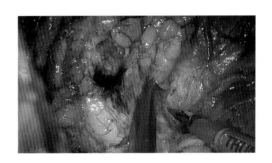

34．分离肿瘤背侧（2）

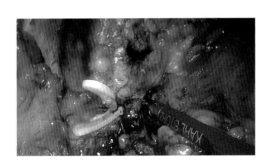

35．分离肿瘤下极

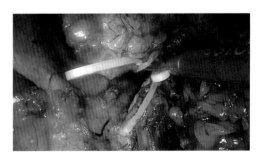

36．切除肿瘤（1）

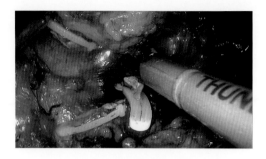

37. 切除肿瘤(2)

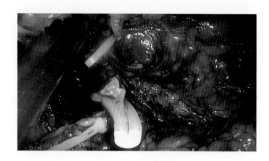

38. 切除肿瘤创面

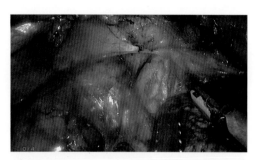

39. 切除肾上腺上极(1)

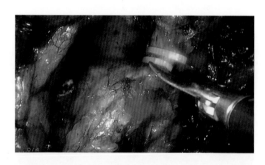

40. 切除肾上腺上极(2)

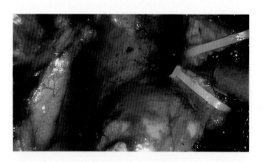

41. 切除肾上腺上极(3)

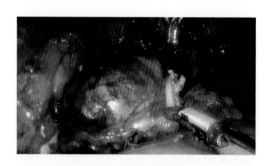

42. 完整切除肿瘤

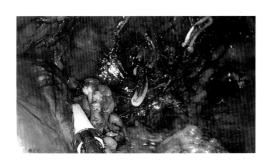

43. 肾上腺创面

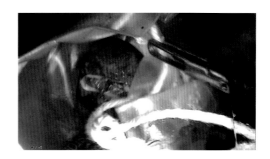

44. 肿物装袋

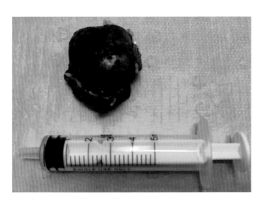

45. 标本外观

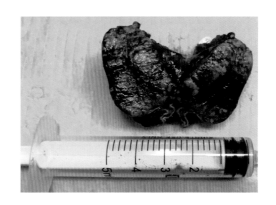

46. 肿物剖面

（温星桥　杨少东　李志广　纪梓良）

腹腔镜右侧肾上腺皮质醇瘤切除术（经腹膜后腔入路）

【病例简介】

女性，35 岁，体型发胖伴血压升高 2 年余。血压 170/105 mmHg，血皮质醇明显升高，血醛固酮水平正常，血钾正常，尿 VMA 正常。CT 检查发现右侧肾上腺占位病变，大小约 35 mm × 32 mm，内部回声均匀。

术前诊断：右侧肾上腺皮质醇腺瘤。

行经腹膜后腔入路腹腔镜右侧肾上腺皮质醇瘤切除术。（图 1 - 6）

图 1 - 6　经腹膜后腔入路腹腔镜右侧肾上腺皮质醇瘤切除术

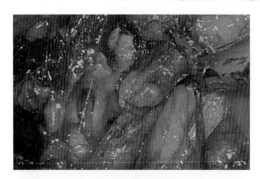

1. 分离腹膜外脂肪

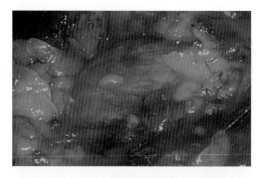

2. 分离肾周脂肪（1）

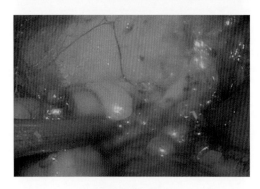

3. 分离肾周脂肪（2）

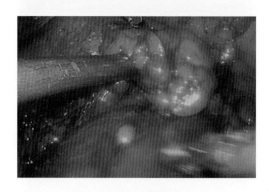

4. 分离肾上极脂肪（1）

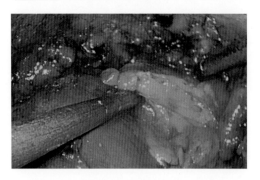

5. 分离肾上极脂肪（2）

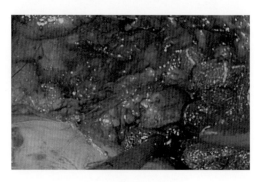

6. 分离肾上腺肿瘤

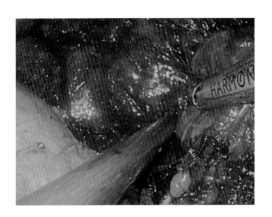

7. 分离肿瘤背侧面

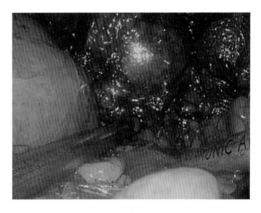

8. 分离肿瘤基底部(1)

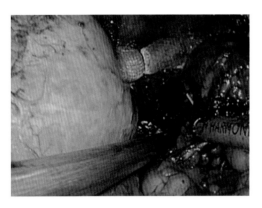

9. 分离肿瘤基底部(2)

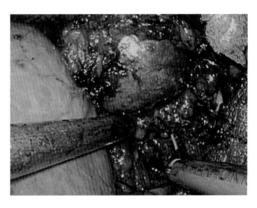

10. 分离肿瘤基底部(3)

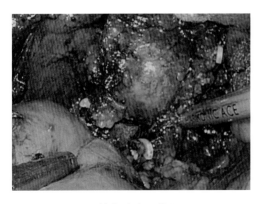

11. 结扎肿瘤血管(1)

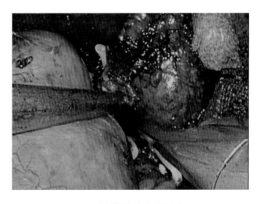

12. 结扎肿瘤血管(2)

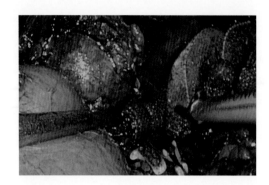

13. 切除肿物

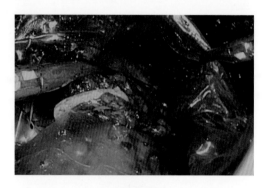

14. 肿物装袋

（温星桥　王喻　赖文杰）

腹腔镜右侧肾上腺皮质腺瘤切除术（经腹膜后腔入路）

【病例简介】

女性，38 岁，体检 CT 检查发现右侧肾上腺占位病变，大小约 27 mm×22 mm，囊实性。血压正常，血皮质醇、醛固酮、钾水平均正常，尿 VMA 正常。患者要求切除病变。

术前诊断：右侧肾上腺囊实性占位病变。

行经腹膜后腔入路腹腔镜右侧肾上腺皮质腺瘤切除术。（图 1-7）

图 1-7　经腹膜后腔入路腹腔镜右侧肾上腺皮质腺瘤切除术

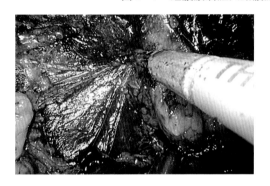

1. 分离腹膜外脂肪

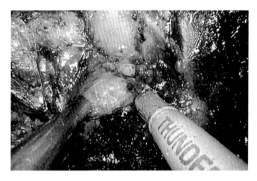

2. 切开肾周筋膜

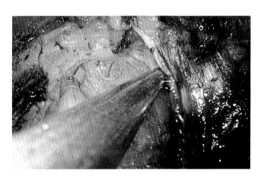

3. 分离肾周脂肪

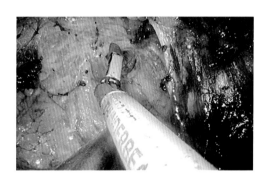

4. 分离肾上极脂肪

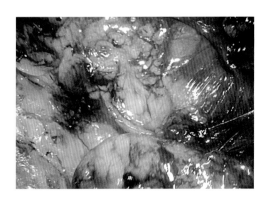

5. 分离肾上极（1）

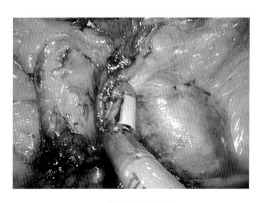

6. 分离肾后间隙

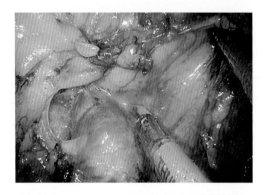

7. 分离肾前间隙

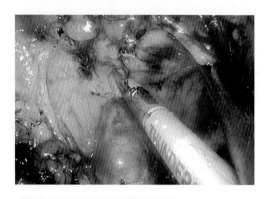

8. 分离肾上极(2)

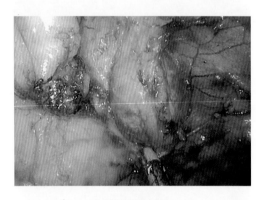

9. 分离肾上腺肿物(1)

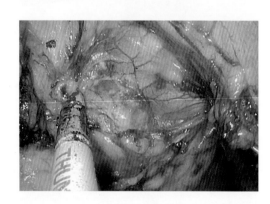

10. 分离肾上腺肿物(2)

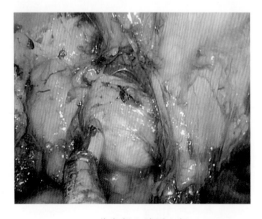

11. 分离肾上腺后上极

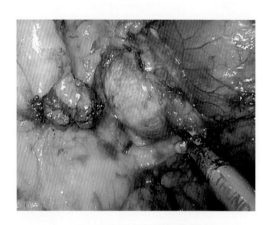

12. 分离肾上腺肿物底部

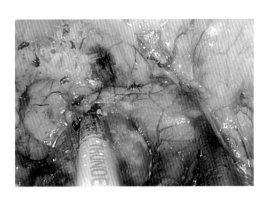

13. 分离肿物上极

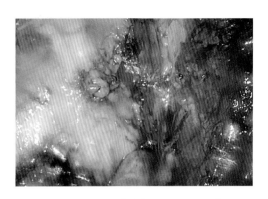

14. 切除肿物后可见

（温星桥　严彬元　温志强）

◉ 腹腔镜左侧肾上腺增生结节切除（经腹膜后腔入路）

【病例简介】

女性，42 岁，左侧腰痛半年余，CT 检查发现左肾结石、左肾萎缩，ECT 核素扫描提示肾无功能。

术前诊断：左侧肾上腺增生结节。

行经腹膜后腔入路腹腔镜左侧肾上腺增生结节切除术。（图 1-8）

图 1-8　经腹膜后腔入路腹腔镜左侧肾上腺增生结节切除术

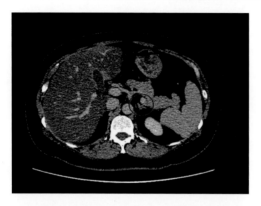

1. 术前 CT 平扫(红圈示肾上腺增生结节)

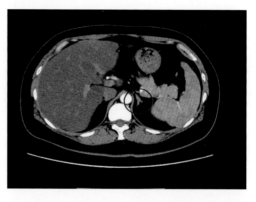

2. 术前 CT 动脉相(红圈示肾上腺增生结节)

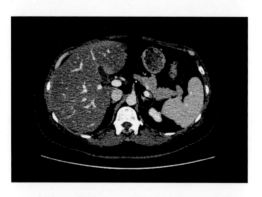

3. 术前 CT 静脉相(红圈示肾上腺增生结节)

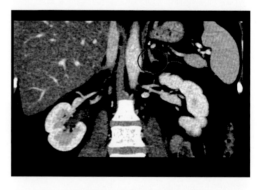

4. 术前 CT 冠状面(红圈示肾上腺增生结节)

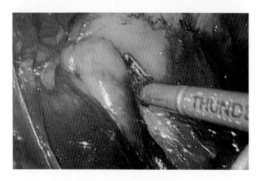

5. 切开肾周筋膜

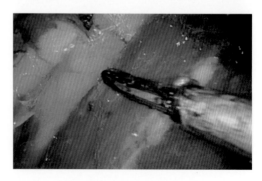

6. 沿腰大肌表面分离(1)

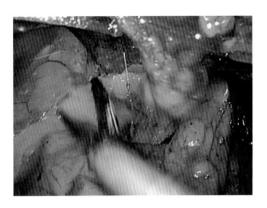

7. 沿腰大肌表面分离(2)

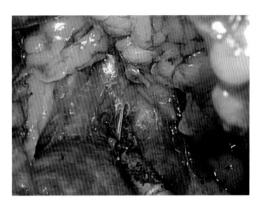

8. 分离肾前间隙

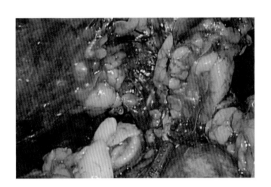

9. 分离肾上腺

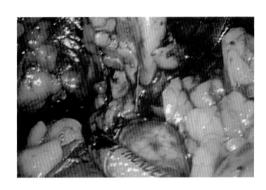

10. 分离肾上极(1)

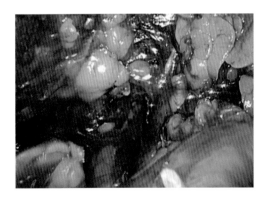

11. 分离肾上极(2)

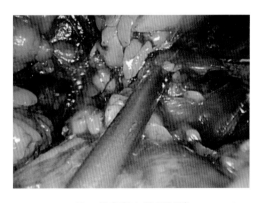

12. 分离肾上腺后间隙

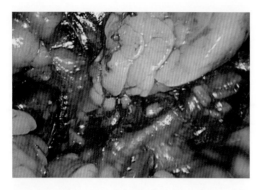

13. 分离血管

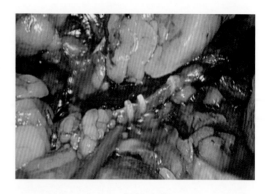

14. 结扎血管

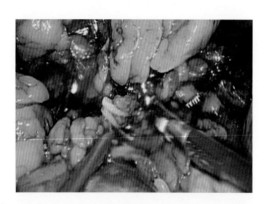

15. 剪断血管

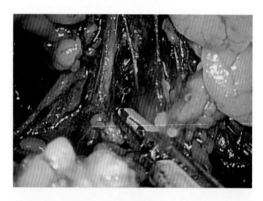

16. 分离中央静脉(1)

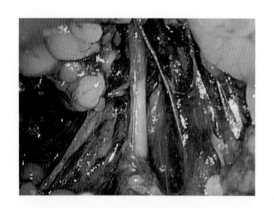

17. 分离中央静脉(2)

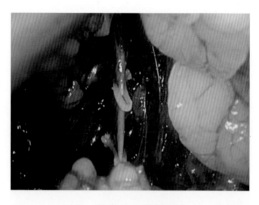

18. 切断中央静脉(1)

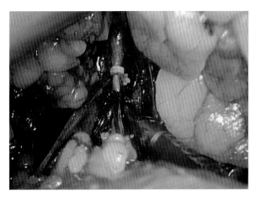

19. 切断中央静脉(2)

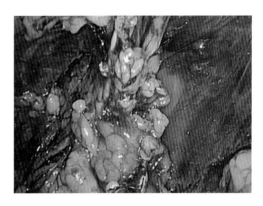

20. 分离肾上腺(1)

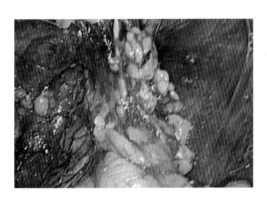

21. 分离肾上腺(2)

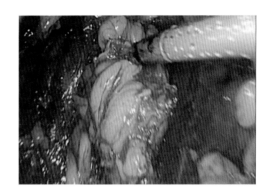

22. 切除肾上腺增生结节病灶

（温星桥　孙东麟）

第三节　腹腔镜肾上腺醛固酮瘤切除术

◎ 单孔腹腔镜辅助右侧肾上腺醛固酮瘤切除术
（经腹膜后腔入路）

【病例简介】

男性，34 岁，发现高血压 3 个月余，CT 检查发现右肾上腺占位病变，大小约 26 mm×18 mm，血钾为 2.9 mmol/L，血醛固酮水平升高，血皮质醇水平正常，尿 VMA 正常。

术前诊断：右侧肾上腺肿瘤，醛固酮瘤。

行经腹膜后腔入路单孔腹腔镜辅助右侧肾上腺醛固酮瘤切除术。（图 1-9）

图 1-9　经腹膜后腔入路单孔腹腔镜辅助右侧肾上腺醛固酮瘤切除术

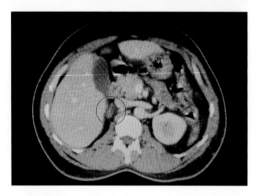

1. 术前 CT 平扫见右肾上腺占位病变（红圈示肿瘤）

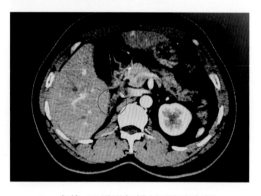

2. 术前 CT 增强扫描（红圈示肿瘤）

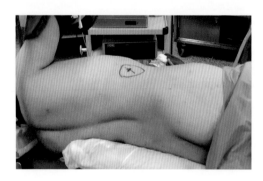

3. 侧卧位

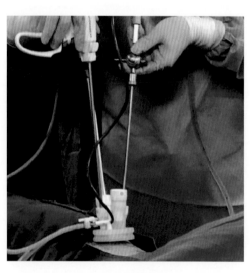

4. 单孔操作通道

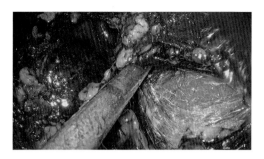

5. 分离肾周筋膜

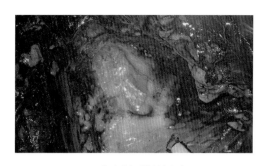

6. 分离肾后间隙(1)

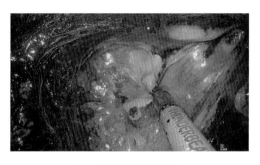

7. 分离肾后间隙(2)

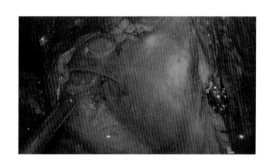

8. 继续分离肾上极

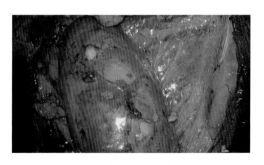

9. 分离肾前间隙

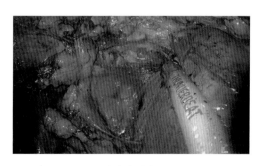

10. 分离肾背侧上极

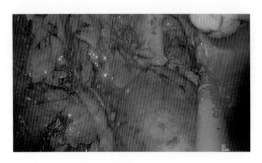

11. 分离肾上腺下极

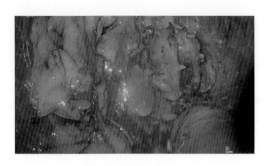

12. 分离肾上腺肿物

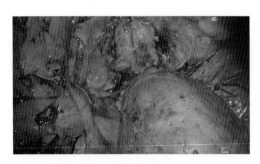

13. 完全分离肿物

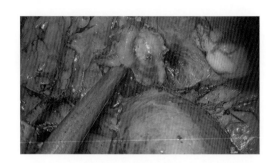

14. 分离肿物底部

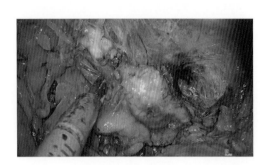

15. 分离肿物上极(1)

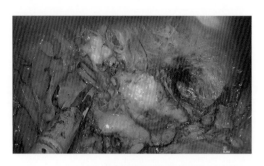

16. 分离肿物上极(2)

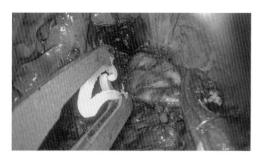

17. 用 Hem-o-lok 结扎血管

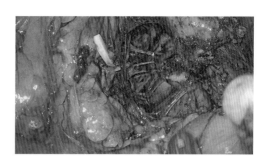

18. 分离梳状动脉

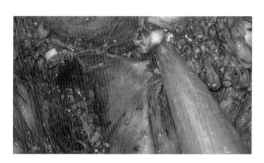

19. 分离肾上腺中央静脉(1)

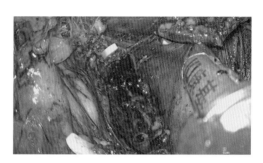

20. 分离肾上腺中央静脉(2)

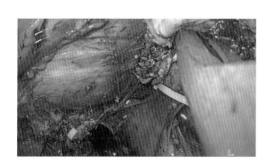

21. 用 Hem-o-lok 结扎中央静脉(1)

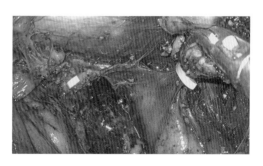

22. 用 Hem-o-lok 结扎中央静脉(2)

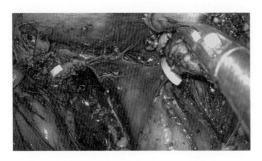

23．用 Hem-o-lok 结扎中央静脉（3）

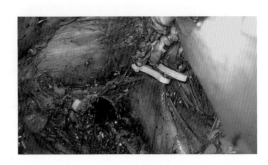

24．双重结扎

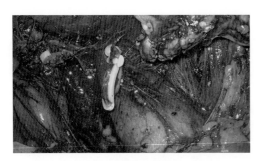

25．切断中央静脉

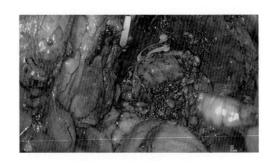

26．完整切除肿瘤

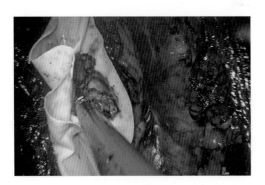

27．肿物装袋

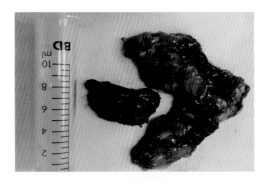

28．肿物外观

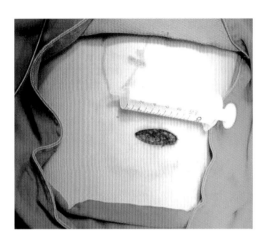

29．单孔切口术后外观

（温星桥　王喻　曾灼灵）

第二章　腹腔镜肾肿瘤手术

第一节　腹腔镜肾癌根治性切除术

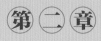 单孔腹腔镜辅助囊性肾癌根治术（经腹膜后腔入路）

【病例简介】

女性，46 岁，左腰部隐痛半年余，B 超、PET-CT 发现左肾占位病变，大小约 45 mm×35 mm，其内有实性肿物，CT 造影剂有强化影像，考虑为"囊性肾癌"。

术前诊断：左肾占位病变，囊性肾癌。

行经腹膜后腔入路单孔腹腔镜辅助囊性肾癌根治术。（图 2 - 1）

图 2 - 1　经腹膜后腔入路单孔腹腔镜辅助囊性肾癌根治术

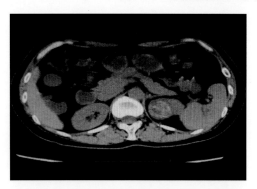

1. 术前 CT 平扫见左肾肿瘤（箭头示肿瘤）

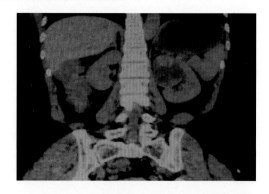

2. 术前 CT 冠状面（1）（箭头示肿瘤）

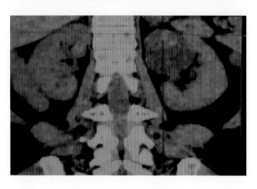

3. 术前 CT 冠状面（2）

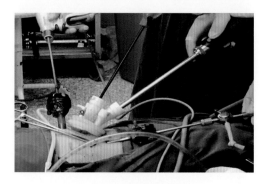

4. 单孔装置与辅助孔

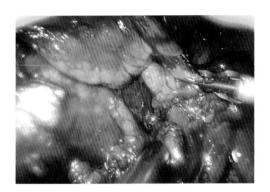

5.　分离肾周脂肪

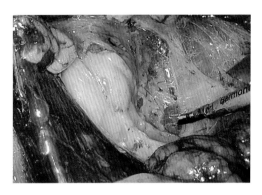

6.　肾周间隙

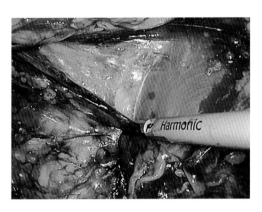

7.　分离肾后间隙

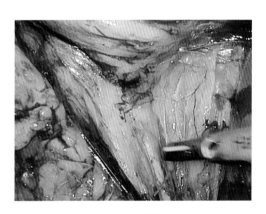

8.　输尿管

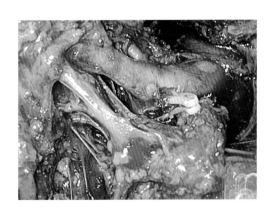

9.　分离左肾血管(1)

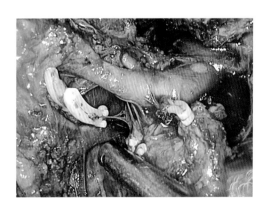

10.　分离左肾血管(2)

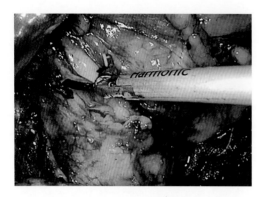

11. 分离肾前间隙

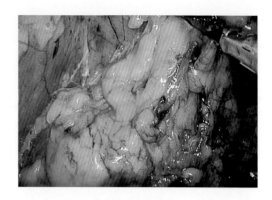

12. 分离肾上极

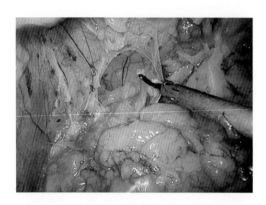

13. 分离肾脏

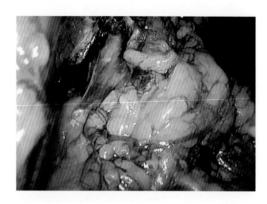

14. 充分游离肾脏(1)

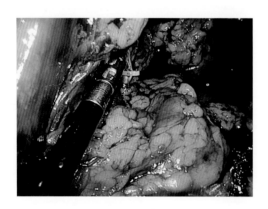

15. 充分游离肾脏(2)

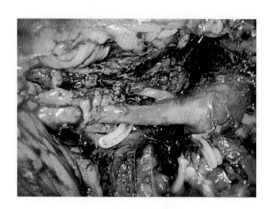

16. 分离肾动脉

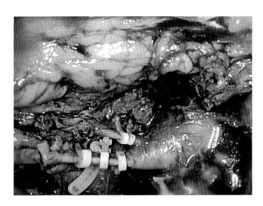

17. 结扎肾动脉

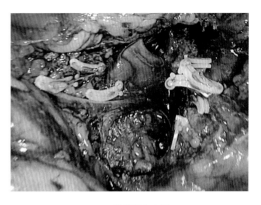

18. 剪断肾动脉

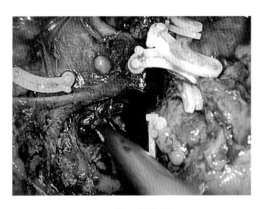

19. 分离肾静脉

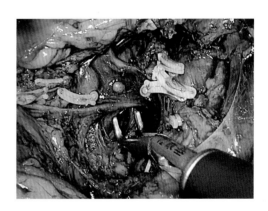

20. 直角钳分离

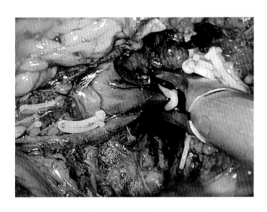

21. 用 Hem-o-lok 钳夹肾静脉

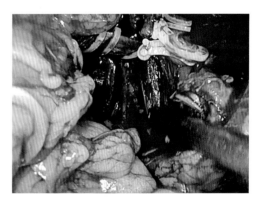

22. 结扎肾静脉

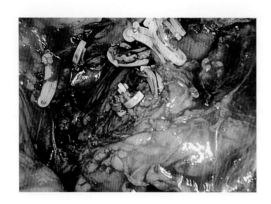

23. 切断肾静脉

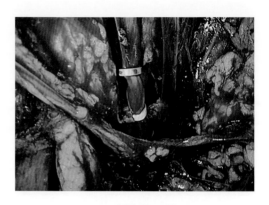

24. 钳夹输尿管

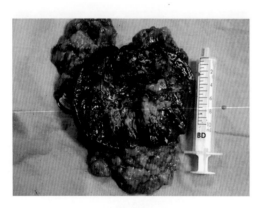

25. 切除肾脏外观

（温星桥　王喻　李腾成）

腹腔镜左肾癌根治术1（经腹膜后腔入路）

【病例简介】

男性，58岁，体检发现左肾占位病变，大小约45 mm×40 mm，无腰痛无血尿。

术前诊断：左肾病变，家属及患者要求左肾切除术。

行经腹膜后腔入路腹腔镜左肾癌根治术。（图2-2）

图2-2 经腹膜后腔入路腹腔镜左肾癌根治术1

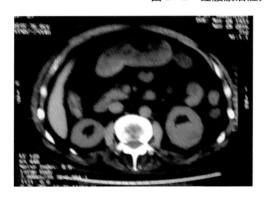

1. 术前CT平扫

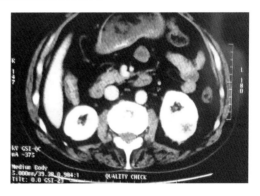

2. 术前CT增强扫描

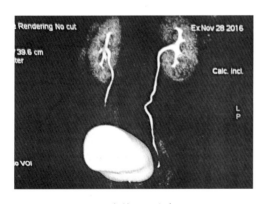

3. 术前CT重建

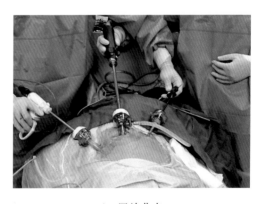

4. 置放曲卡

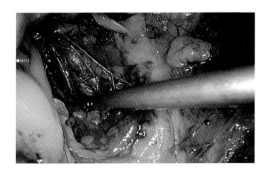

5. 分离肾动脉

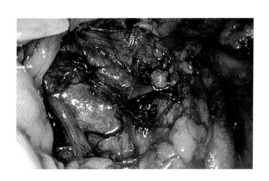

6. 分离肾静脉(1)

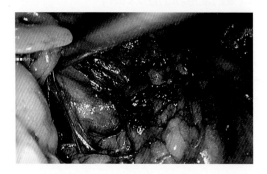

7. 分离肾静脉(2)

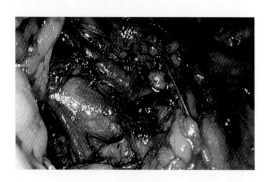

8. 分离肾静脉(3)

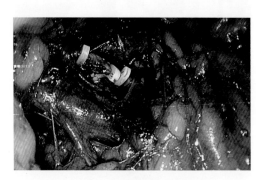

9. 结扎肾动脉

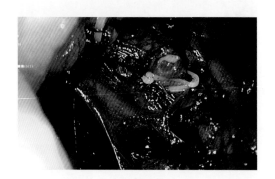

10. 切断肾动脉

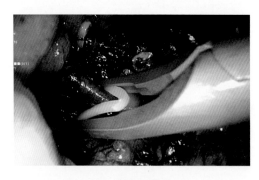

11. 钳夹肾静脉

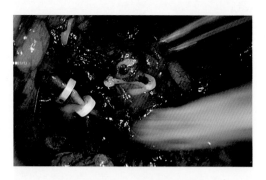

12. 用 Hem-o-lok 双重结扎

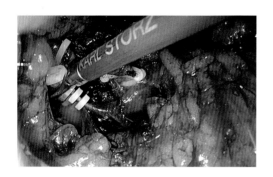

13. 剪断肾静脉(1)

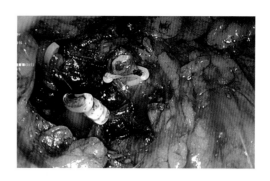

14. 剪断肾静脉(2)

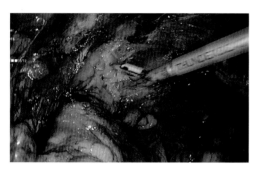

15. 分离肾周组织(1)

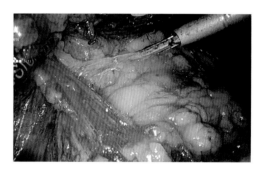

16. 分离肾周组织(2)

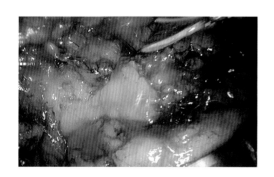

17. 分离肾脏(1)

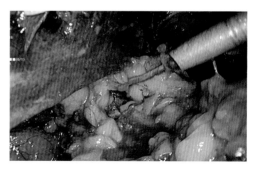

18. 分离肾脏(2)

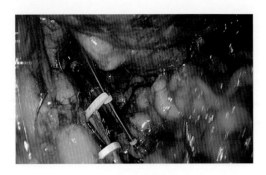

19. 分离切断输尿管(1)

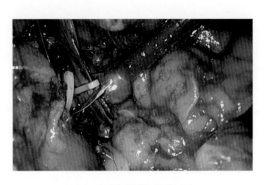

20. 分离切断输尿管(2)

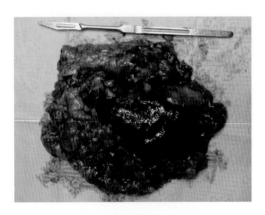

21. 切除标本外观

（温星桥　续奇志　吴涛　孙东麟）

腹腔镜右肾癌根治术 2（经腹膜后腔入路）

【病例简介】

女性，72 岁，体检 B 超发现右肾肿物，CT 提示右肾占位病变，大小约 38 × 35 mm，密度不均，可见造影剂强化影像。

术前诊断：右肾占位病变，家属要求右肾全切。

行经腹膜后腔入路腹腔镜右肾癌根治术。（图 2 - 3）

图 2 - 3　经腹膜后腔入路腹腔镜右肾癌根治术 2

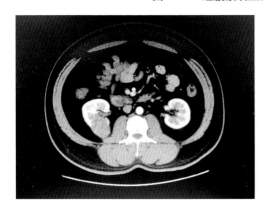

1. 术前 CT（1）

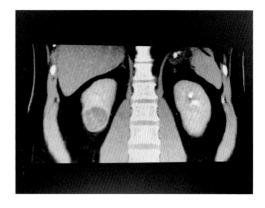

2. 术前 CT（2）

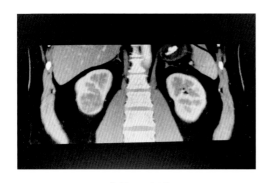

3. 术前 CT 冠状面

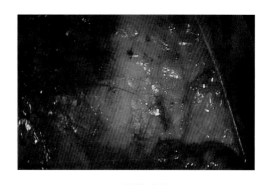

4. 腹膜后腔

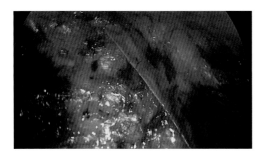

5. 腹膜反折

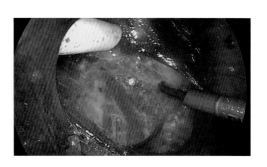

6. 分离肾后间隙（1）

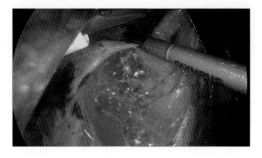

7. 分离肾后间隙(2)

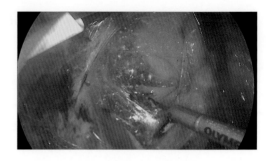

8. 分离肾后间隙(3)

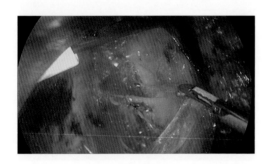

9. 肾后间隙

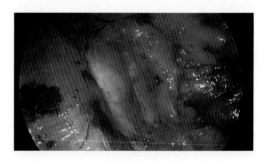

10. 下腔静脉外观

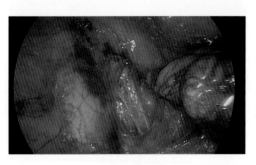

11. 输尿管外观

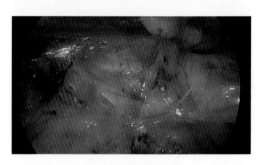

12. 寻找肾动脉

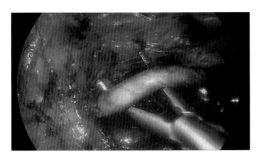

13. 分离肾动脉

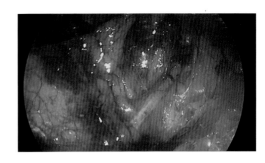

14. 肾门血管(1)

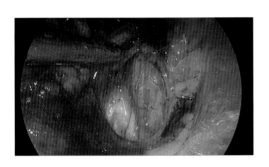

15. 输尿管

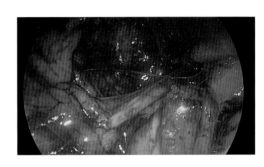

16. 肾门血管(2)

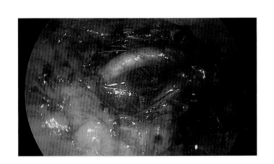

17. 肾动脉

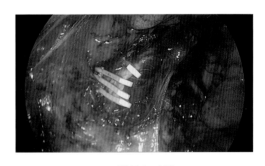

18. 结扎肾动脉

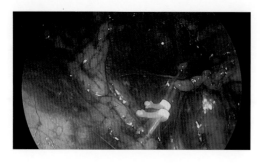
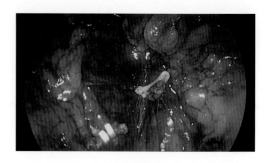

19. 结扎肾门血管

20. 切断血管

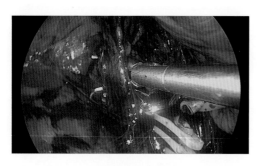
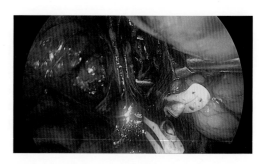

21. 分离肾门血管(1)

22. 分离肾门血管(2)

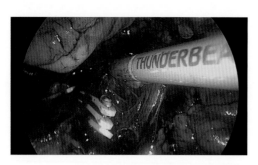
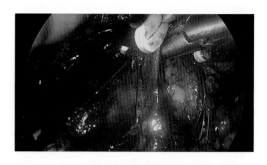

23. 切断肾门血管

24. 分离肾静脉

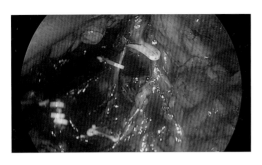

25. 结扎肾静脉（1）

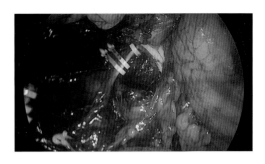

26. 结扎肾静脉（2）

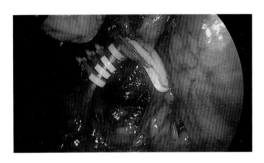

27. 结扎肾静脉（3）

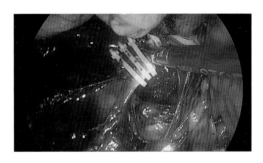

28. 剪断肾静脉（1）

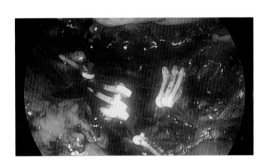

29. 剪断肾静脉（2）

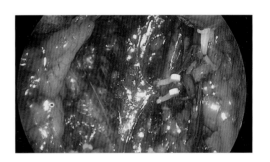

30. 结扎输尿管

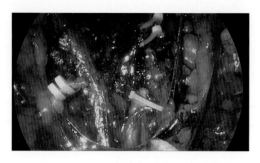

31.　切断输尿管

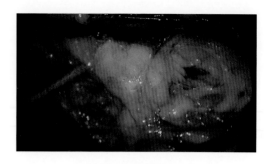

32.　分离肾周组织(1)

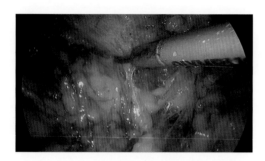

33.　分离肾周组织(2)

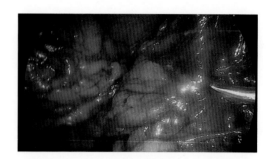

34.　分离肾周组织(3)

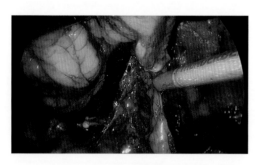

35.　分离肾下极

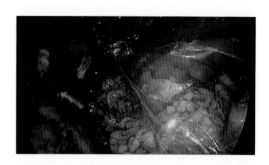

36.　标本装袋(1)

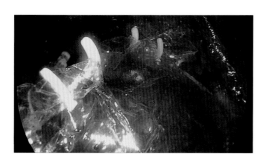

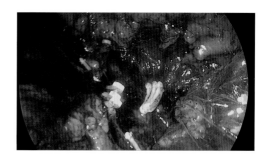

37. 标本装袋（2）　　　　　　　38. 切除肾脏后的肾蒂结扎妥善

（温星桥　杨少东　纪梓良）

◉ 腹腔镜左肾癌根治术 3 (经腹膜后腔入路)

【病例简介】

男性，32 岁，左腰部隐痛 1 个月余。CT 检查，发现左肾占位病变，大小约 52 × 45 mm，密度不均，可见造影剂强化影像。

术前诊断：左肾肿瘤，肾癌。

行经腹膜后腔入路腹腔镜左肾癌根治术。（图 2 - 4）

图 2 - 4　经腹膜后腔入路腹腔镜左肾癌根治术 3

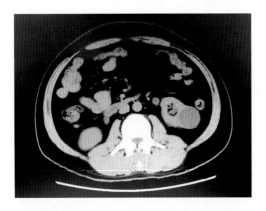

1. 术前 CT 平扫

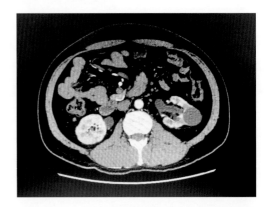

2. 术前 CT 增强

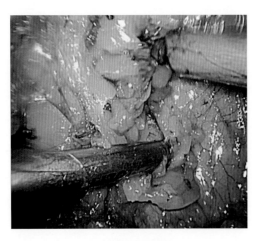

3. 分离肾周脂肪

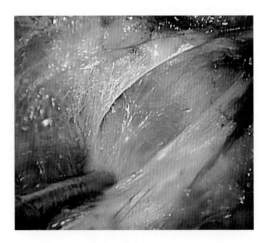

4. 分离肾周（1）

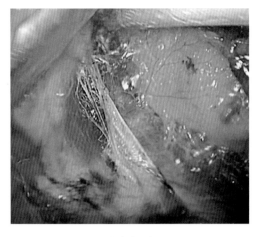

5. 分离肾周(2)

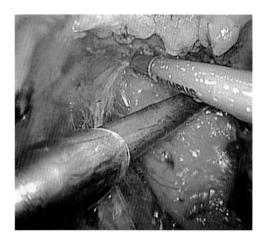

6. 分离肾周(3)

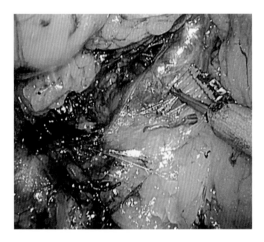

7. 分离肾动脉

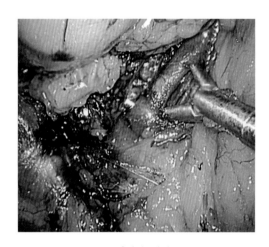

8. 直角钳分离

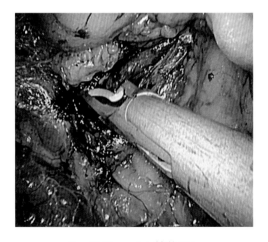

9. 用 Hem-o-lok 结扎(1)

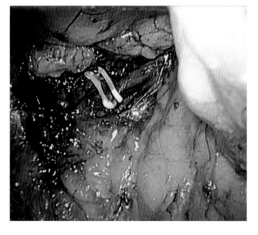

10. 用 Hem-o-lok 结扎(2)

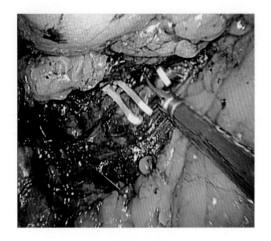

11. 剪断肾动脉（1）

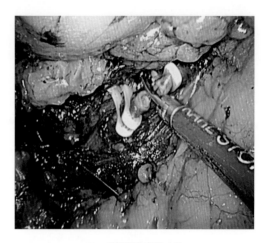

12. 剪断肾动脉（2）

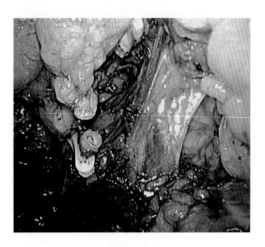

13. 分离肾静脉（1）

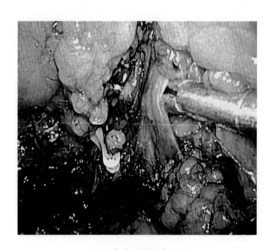

14. 分离肾静脉（2）

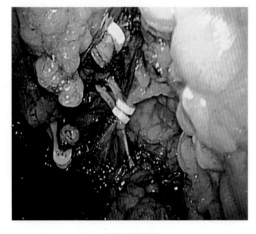

15. 结扎肾静脉（1）

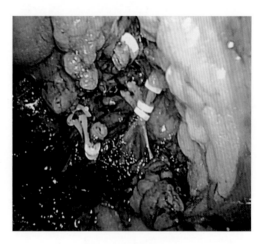

16. 结扎肾静脉（2）

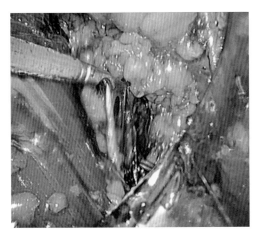

17. 分离输尿管

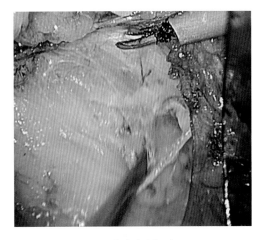

18. 分离肾周组织

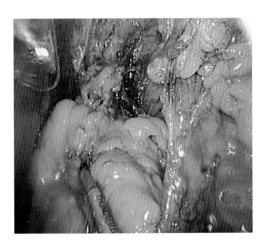

19. 分离肾上极

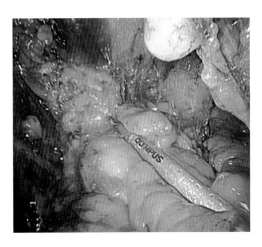

20. 切除肾脏

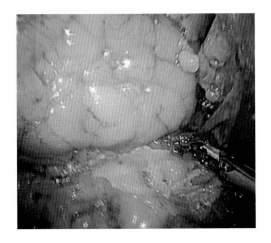

21. 分离肾下极

（温星桥　杨少东　孙东麟）

◎ 开放性右肾癌根治术

【病例简介】

男性，62 岁，右侧腰部隐痛半年余，B 超、CT 检查发现右侧肾占位病变，大小约 62 mm×50 mm，内部回声不均匀。

术前诊断：右侧肾占位病变，肾癌。

行开放性右肾癌根治术。（图 2 - 5）

图 2 - 5　开放性右肾癌根治术

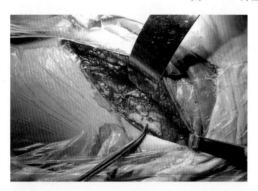

1. 腰部切口

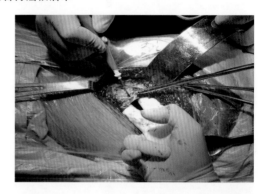

2. 切开筋膜

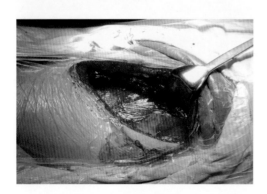

3. 肾脂肪囊

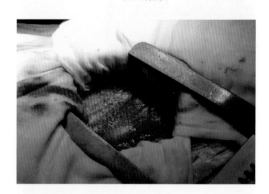

4. 置入撑开器

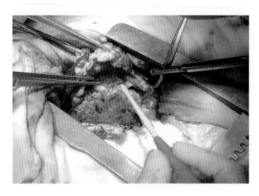

5. 切开肾周脂肪

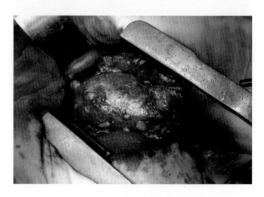

6. 找到肾肿瘤

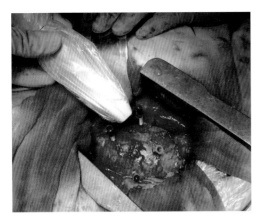

7. 超声寻找肿瘤边界并标记

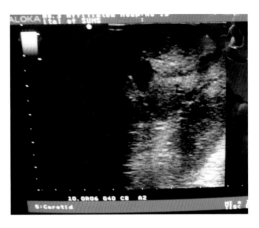

8. B超所见

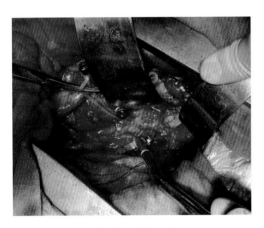

9. 精准切除肿瘤(1)

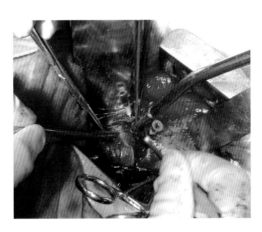

10. 精准切除肿瘤(2)

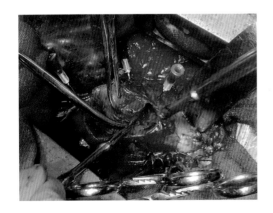

11. 切除肿瘤(1)

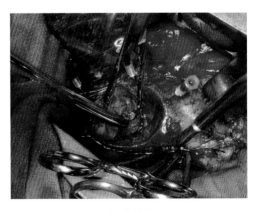

12. 切除肿瘤(2)

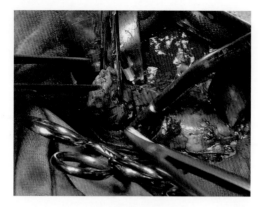

13. 切除肿瘤(3)

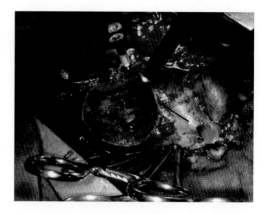

14. 切除肿瘤后

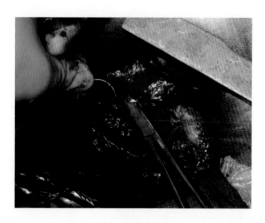

15. 缝合创面

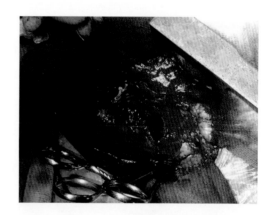

16. 妥善缝合

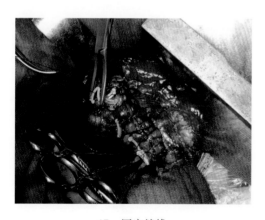

17. 固定缝线

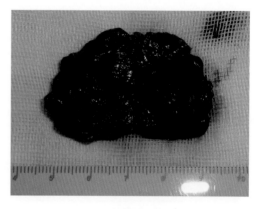

18. 切除标本外观

（温星桥　王喻　李骏）

第二节　腹腔镜肾部分切除术

◉ 单孔腹腔镜辅助左肾错构瘤切除术（经腹膜后腔入路）

【病例简介】

女性，35 岁，因 MR 影像学检查发现左肾占位病变，2 周余入院，无腰痛无血尿，有"视神经性脊髓炎"病史。MR 检查提示"左肾占位病变"，大小约 180 mm × 150 mm × 70 mm。

术前诊断：左肾肿物。

行经腹膜后腔入路单孔腹腔镜辅助左肾错构瘤切除术。（图 2 - 6）

图 2 - 6　经腹膜后腔入路单孔腹腔镜辅助左肾错构瘤切除术

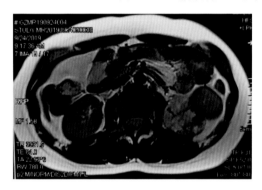

1. 术前 MR

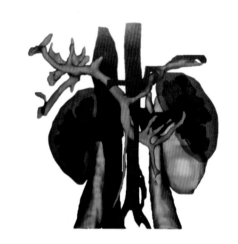

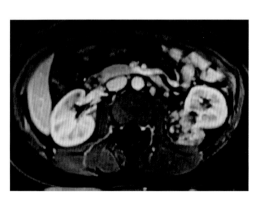

2. 术前 MR 增强（见左肾肿物）

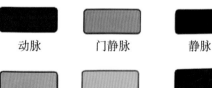

| 动脉 | 门静脉 | 静脉 |
| 腰大肌 | 占位 | 肾脏 |

3. MR 增强重建（黄色为肿物）

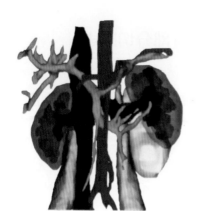
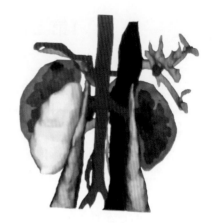

前后位　　　　　　　　　　　　后前位

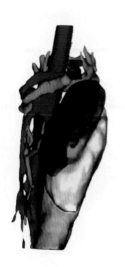
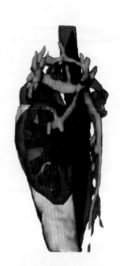

左侧位　　　　　　　　　　　　右侧位

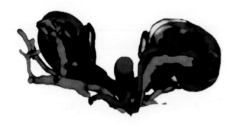
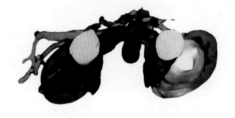

俯视位　　　　　　　　　　　　仰视位

4. 二维影像重建

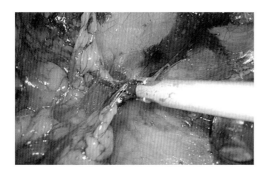

5. 分离腹膜外脂肪

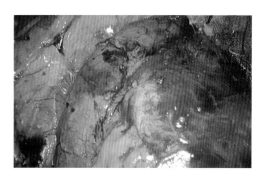

6. 游离肾脏及肿瘤

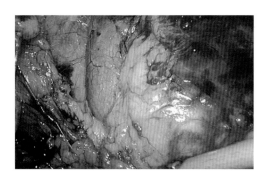

7. 肾脏背面见肿瘤

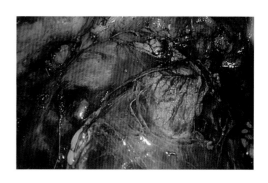

8. 肿瘤与肾脏粘连紧密

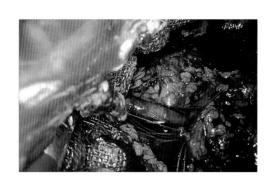

9. 游离肾动脉

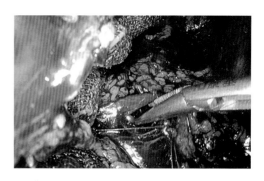

10. 直角钳分离肾动脉(1)

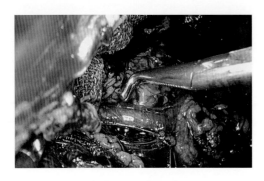

11. 直角钳分离肾动脉(2)

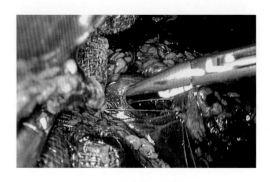

12. 直角钳分离肾动脉(3)

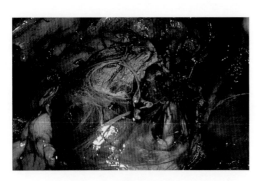

13. 肾脏背侧见肿物

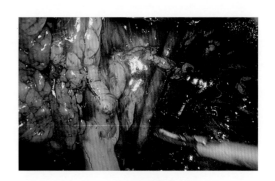

14. 分离输尿管

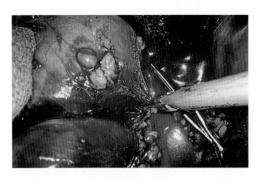

15. 分离肾肿物

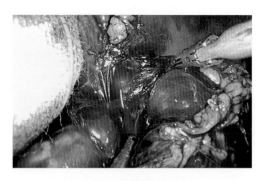

16. 分离肿物边缘

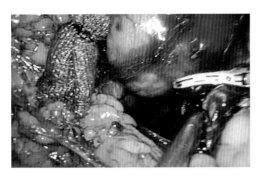

17．分离肿物下缘

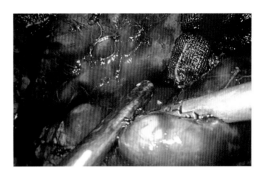

18．分离肿物基底部（1）

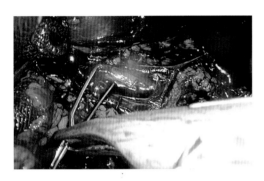

19．动脉夹临时阻断肾动脉

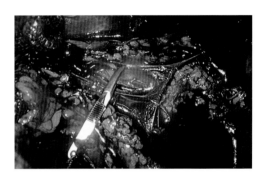

20．阻断肾动脉（1）

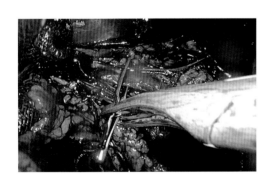

21．阻断肾动脉（2）

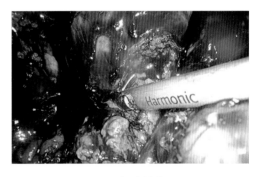

22．切除肿瘤

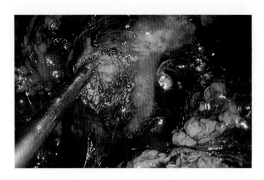

23. 分离肿物基底部(2)

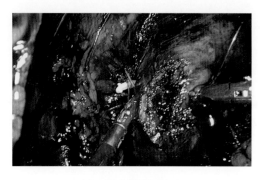

24. 缝合肾创面(1)

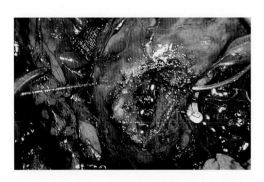

25. 缝合肾创面(2)

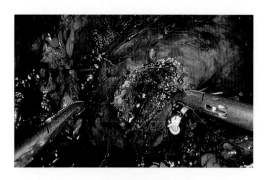

26. 缝合肾创面(3)

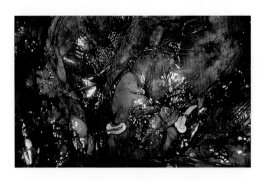

27. 用 Hem-o-lok 固定缝线(1)

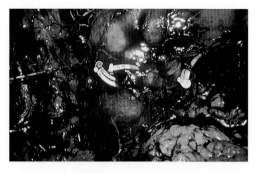

28. 用 Hem-o-lok 固定缝线(2)

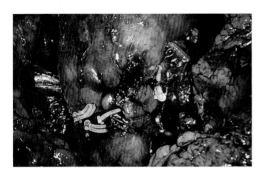

29. 缝合妥善

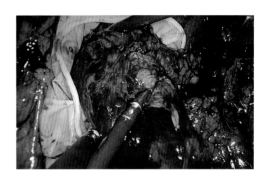

30. 肿物装袋(1)

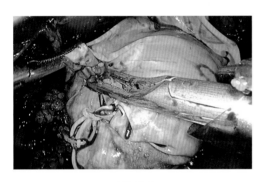

31. 肿物装袋(2)

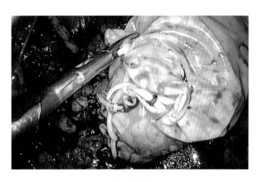

32. 肿物装袋(3)

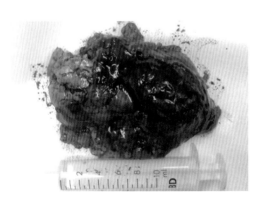

33. 术后肿物外观

（温星桥 李腾成 祝炜安）

腹腔镜右侧次半肾切除术（经腹膜后腔入路）

【病例简介】

女性，26 岁，体检发现右侧肾脏占位病变 1 个月余。无腰痛，无发热，无血尿，CT 检查发现右肾肿物，大小约 38 mm×40 mm，内部回声不均匀。

术前诊断：右肾肿瘤。

行经腹膜后腔入路腹腔镜右侧次半肾切除术。（图 2 - 7）

图 2 - 7　经腹膜后腔入路腹腔镜右侧次半肾切除术

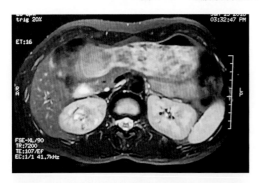

1. 术前 MR(1)

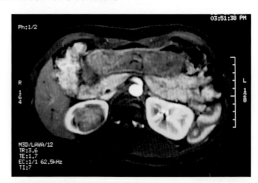

2. 术前 MR(2)

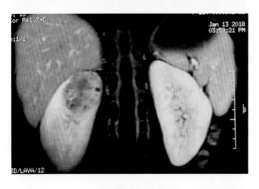

3. 术前 MR 冠状面

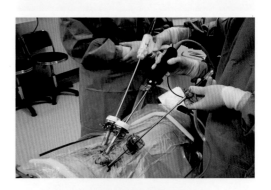

4. 置入穿刺器

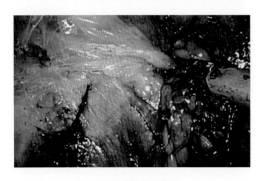

5. 分离腹膜外膀胱

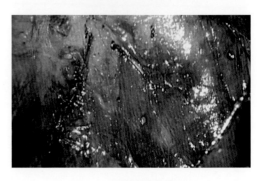

6. 分离脂肪干净

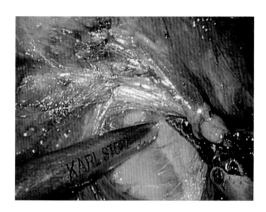

7. 切开肾周筋膜

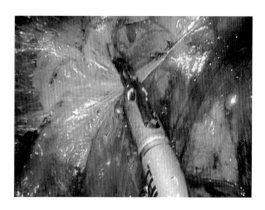

8. 分离肾后间隙

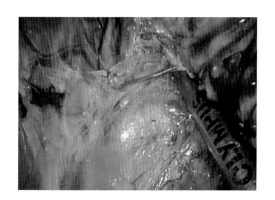

9. 找到肾动脉

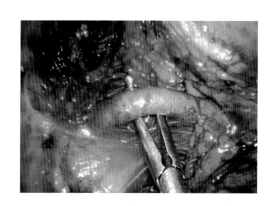

10. 分离肾动脉

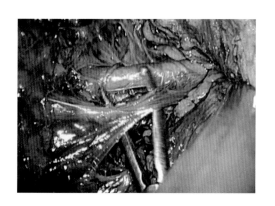

11. 切开动脉鞘

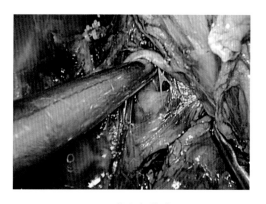

12. 分离肾静脉

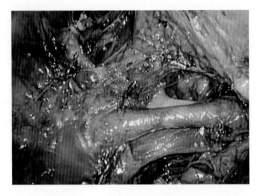

13. 游离肾动脉、肾静脉

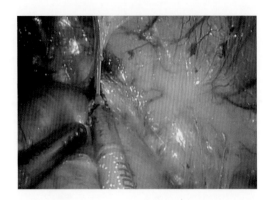

14. 分离肾上极

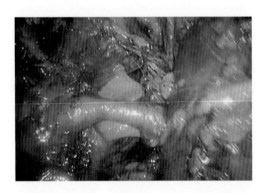

15. 分离肾血管

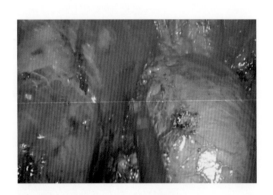

16. 寻找肿瘤边界

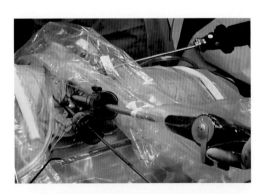

17. 置入腔镜超声探头

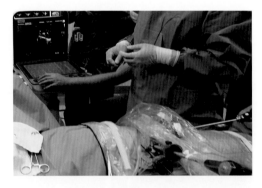

18. B超定位肿瘤边界

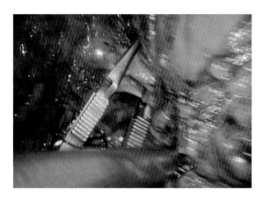

19. 临时阻断肾动脉、肾静脉

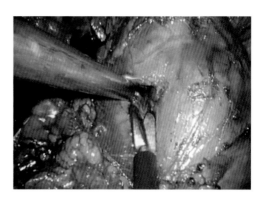

20. 沿肿瘤边界切开

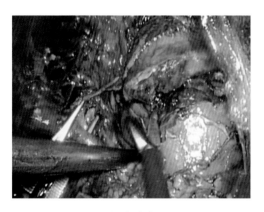

21. 切除肿瘤(1)

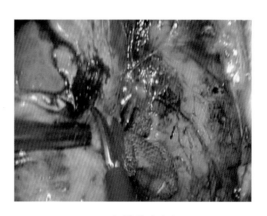

22. 切除肿瘤(2)

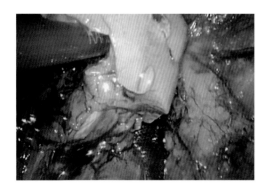

23. 切除肿瘤(3)

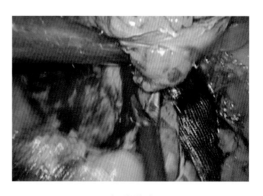

24. 切除肿瘤(4)

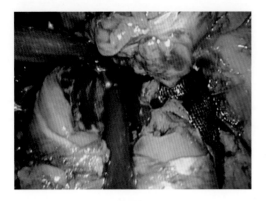

25. 切除肿瘤(5)

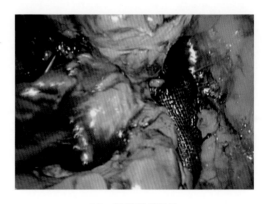

26. 切除肿瘤(6)

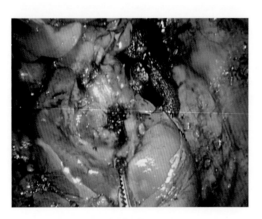

27. 电凝瘤床血管

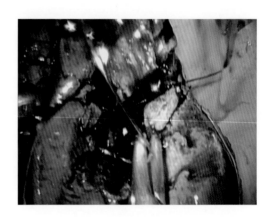

28. 缝合肾创面(1)

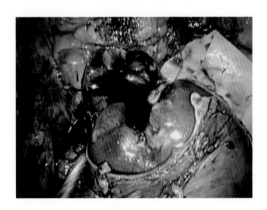

29. 缝合肾创面(2)

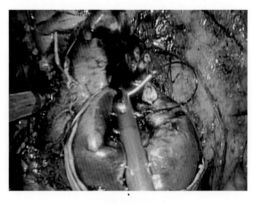

30. 缝合肾创面(3)

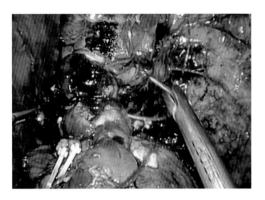

31. 缝合肾创面(4)

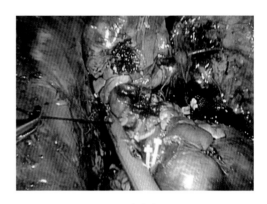

32. 缝合肾切面

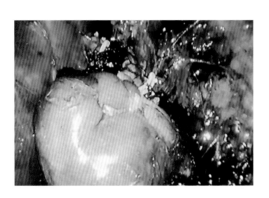

33. 缝合妥善，放开肾血管夹

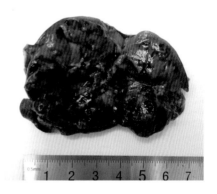

34. 肾肿瘤外观

（温星桥　杨少东　孙东麟）

腹腔镜左肾部分切除术(经腹膜后腔入路)

【病例简介】

男性，54 岁，左侧腰痛半年余，CT 发现左侧肾脏占位病变，大小约 32 mm × 30 mm。

术前诊断：左侧肾脏占位病变，肾癌。

行经腹膜后腔入路腹腔镜左肾部分切除术。（图 2 - 8）

图 2 - 8　经腹膜后腔入路腹腔镜左肾部分切除术

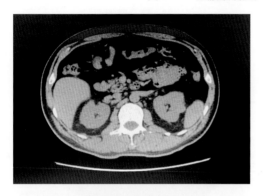

1. 术前 CT 平扫

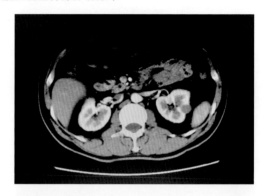

2. 术前 CT 增强扫描

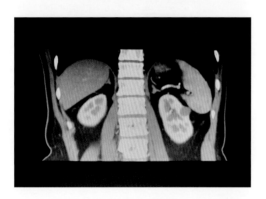

3. 术前 CT 冠状面

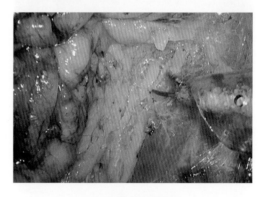

4. 分离肾后间隙

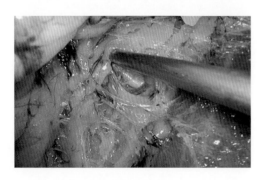

5. 分离肾动脉(1)

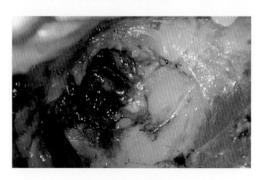

6. 分离肾动脉(2)

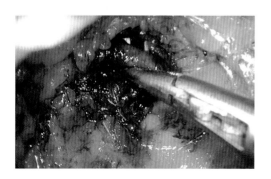

7. 直角钳分离

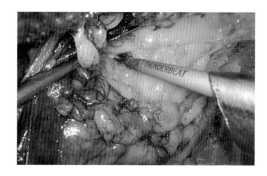

8. 分离肾前间隙

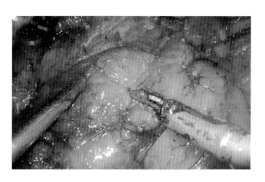

9. 分离肿物

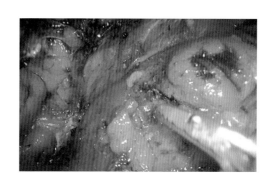

10. 划出肿瘤边界(1)

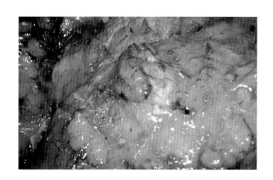

11. 划出肿瘤边界(2)

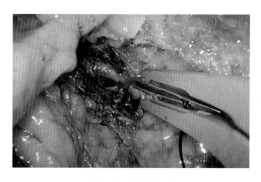

12. 临时阻断肾动脉(1)

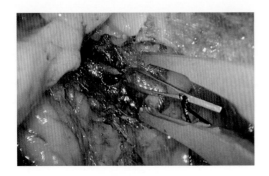

13. 临时阻断肾动脉(2)

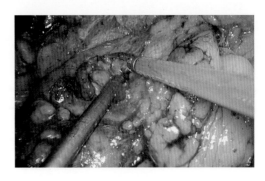

14. 沿肿物周边 5 mm 切除(1)

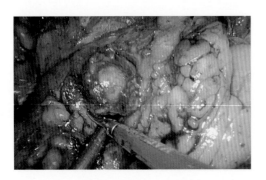

15. 沿肿物周边 5 mm 切除(2)

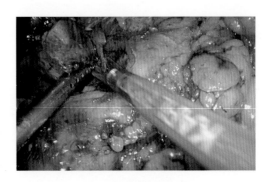

16. 切除肿瘤基底部

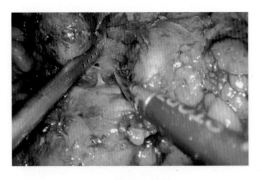

17. 肿瘤基底部

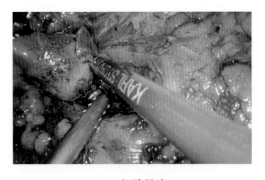

18. 切除肿瘤

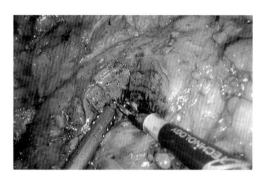

19. 电凝创面止血

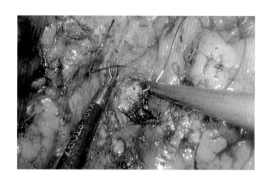

20. 缝合创面(1)

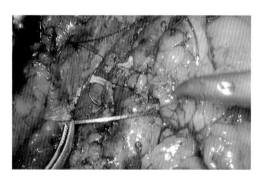

21. 缝合创面(2)

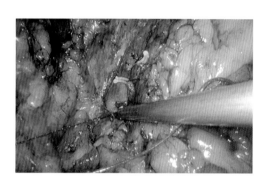

22. 缝合妥善

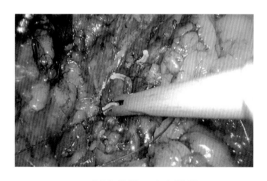

23. 固定缝线，防止滑脱

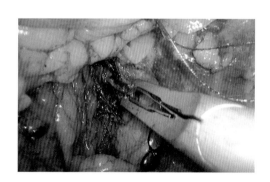

24. 松开动脉夹

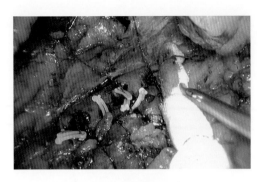

25. 松开动脉夹后无渗血

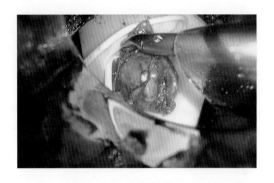

26. 肿物装袋

（温星桥　续奇志　陈忠　吴涛）

腹腔镜右肾部分切除术（经腹膜后腔入路）

【病例简介】

男，62 岁，体检 B 超发现右肾占位病变。CT 检查发现右肾实性占位病变，大小约 28 mm×22 mm，考虑为肾癌。

术前诊断：右肾占位病变，肾癌。

行经腹膜后腔入路腹腔镜右肾部分切除术。（图 2－9）

图 2－9　经腹膜后腔入路腹腔镜右肾部分切除术

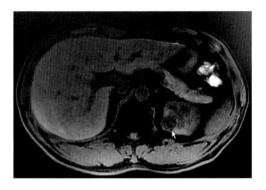

1. 术前 MR 平扫（见右肾肿瘤）

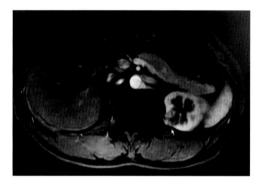

2. 术前 MR 增强

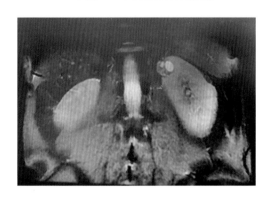

3. 术前 MR 冠状面

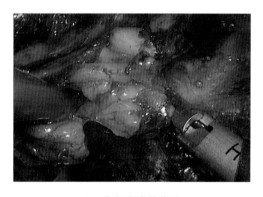

4. 分离腹膜外脂肪

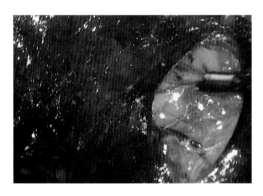

5. 切开肾周筋膜

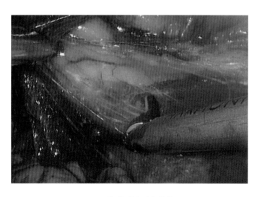

6. 分离肾后间隙

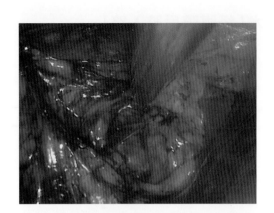

7. 寻找肾动脉

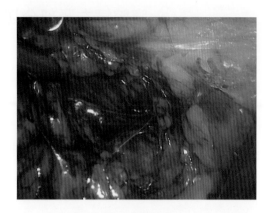

8. 肾动脉外观

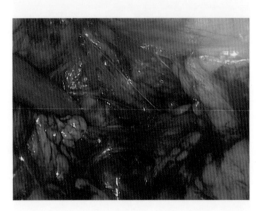

9. 分离肾动脉鞘

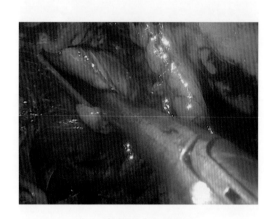

10. 直角钳分离肾动脉

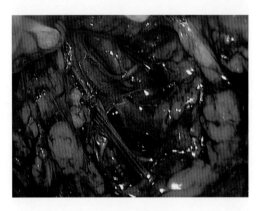

11. 肾动脉所见

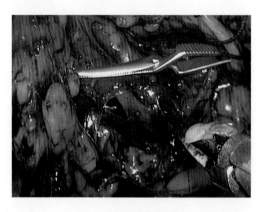

12. 临时阻断肾蒂

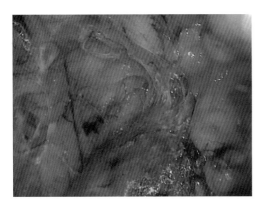

13. 分离肾脏(1)

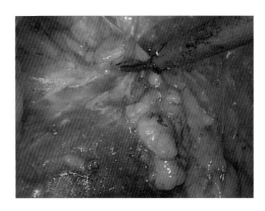

14. 分离肾上极

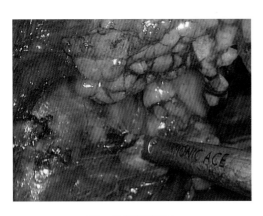

15. 分离肾脏(2)

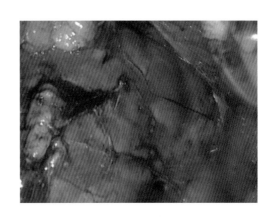

16. 分离肿瘤(1)

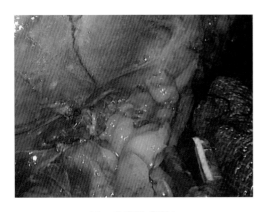

17. 分离肿瘤(2)

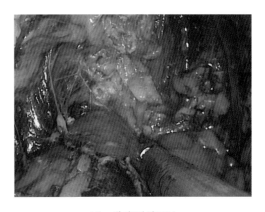

18. 分离肿瘤(3)

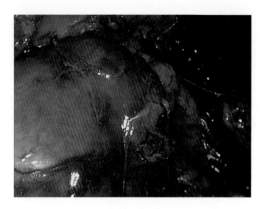

19．肾瘤表面

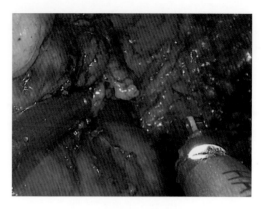

20．分离肿瘤动脉

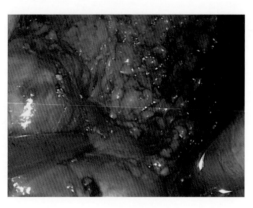

21．分离肿瘤动脉

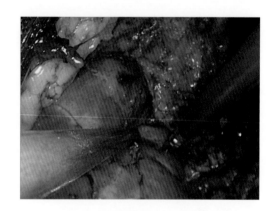

22．沿肿瘤边界 5 mm 剪开

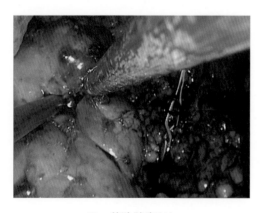

23．剪除肿瘤（1）

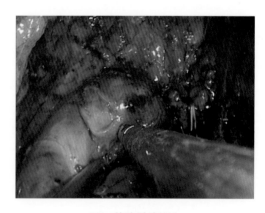

24．剪除肿瘤（2）

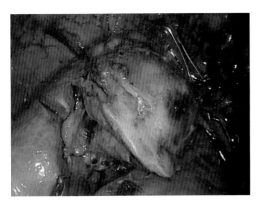
25．剪除肿瘤基底部（1）

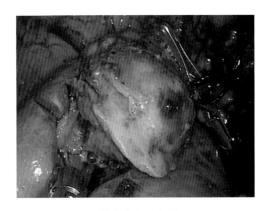
26．剪除肿瘤基底部（2）

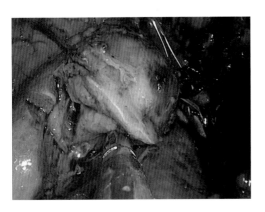
27．切除肿瘤（1）

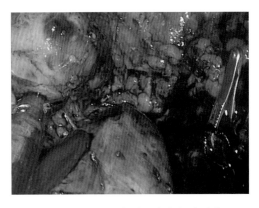
28．吸引器下压肾脏，方便切除肿瘤

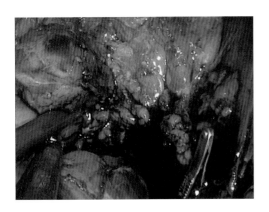
29．切除肿瘤基底

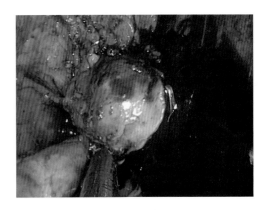
30．切除肿瘤（2）

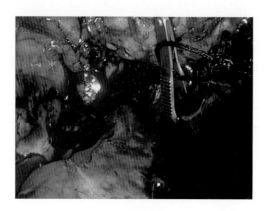

31. 肿瘤创面

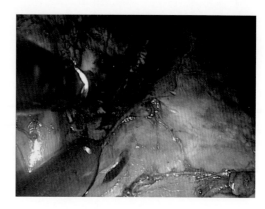

32. 用PK刀电凝创面止血(1)

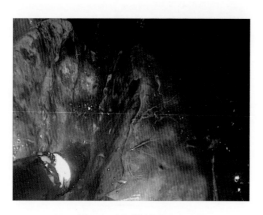

33. 用PK刀电凝创面止血(2)

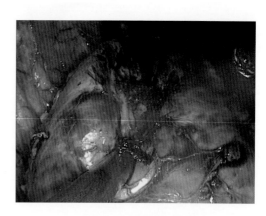

34. 用PK刀电凝创面止血(3)

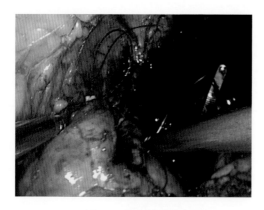

35. 用2-0倒刺线缝合肾面

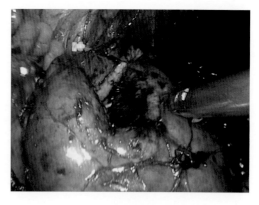

36. 缝合创面(1)

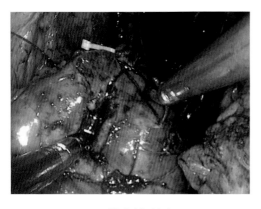

37．缝合创面（2）

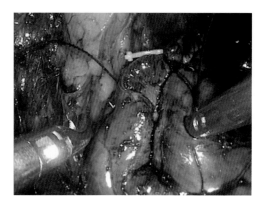

38．缝合侧面（3）

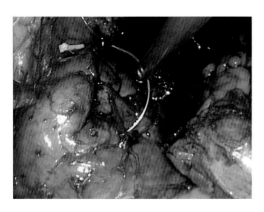

39．缝合侧面（4）

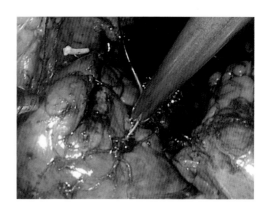

40．缝合侧面（5）

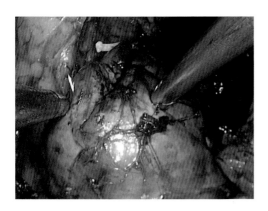

41．缝合侧面（6）

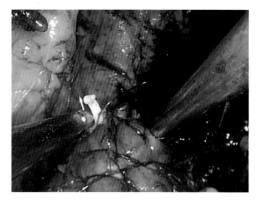

42．缝合后的创面

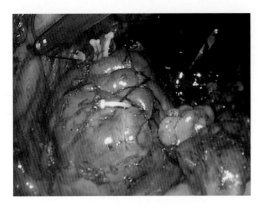

43. 用 Hem-o-lok 固定缝线

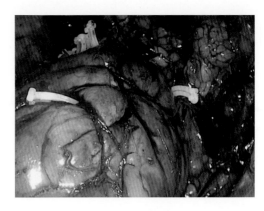

44. 缝合妥善

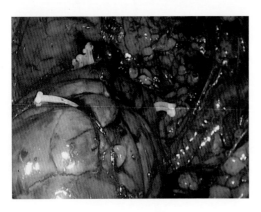

45. 松开动脉夹

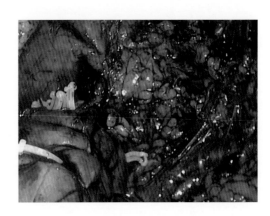

46. 创面无渗血

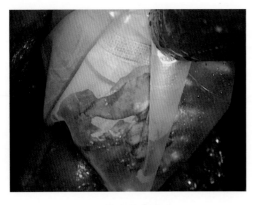

47. 肿瘤装袋取出

（温星桥　孙东麟　祝炜安）

单孔腹腔镜辅助左肾门肿瘤切除术（经腹膜后腔入路）

【病例简介】

女性，45 岁，间歇性左腰痛 3 个月余，CT 检查发现左肾门肿物，大小约 25 mm × 25 mm，

术前诊断：左肾门肿物。

行经腹膜后腔入路单孔腹腔镜辅助左肾门肿瘤切除术。（图 2 - 10）

图 2 - 10　经腹膜后腔入路单孔腹腔镜辅助左肾门肿瘤切除术

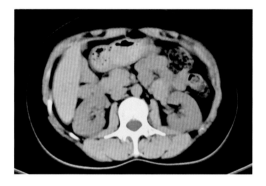

1. 术前 CT 平扫（见肾门肿物）

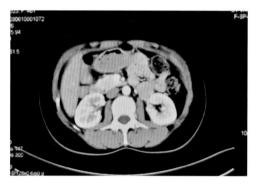

2. 术前 CT 增强扫描（见肾门肿物）

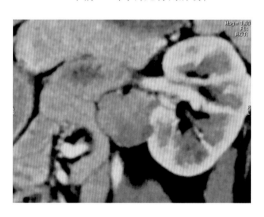

3. 术前 CT 冠状面

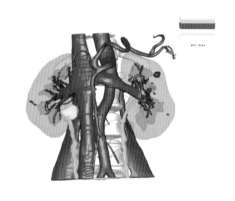

4. 术前三维重建

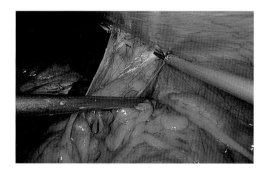

5. 分离侧腹膜

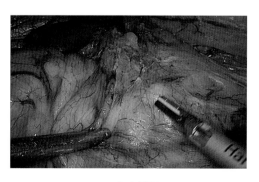

6. 分离结肠

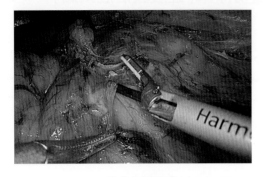

7. 分离肾周筋膜

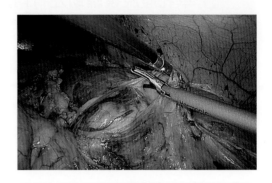

8. 分离肾脏脂肪

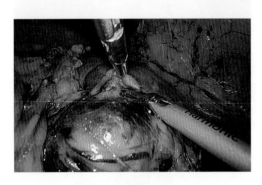

9. 分离肾门

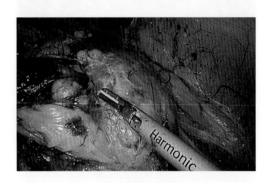

10. 分离肾门肿瘤

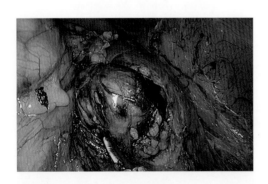

11. 肾门肿瘤所见

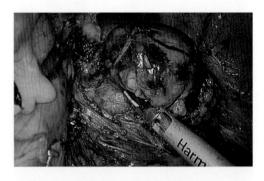

12. 分离肾门肿瘤基底部(1)

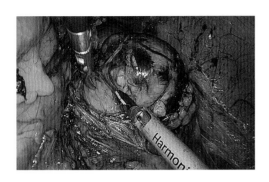

13. 分离肾门肿瘤基底部(2)

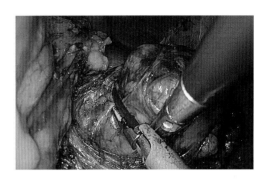

14. 分离肿瘤侧面

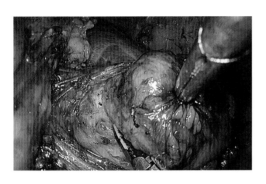

15. 分离肿瘤深面

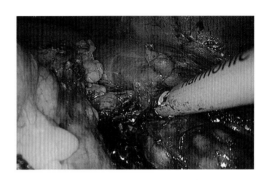

16. 分离肿瘤顶部，避开肾血管（避免损伤肾血管）

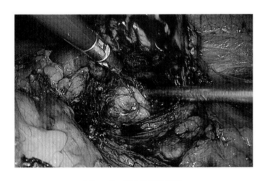

17. 分离输尿管(1)

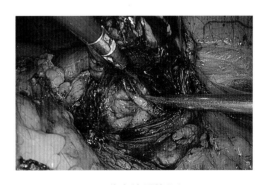

18. 分离输尿管(2)

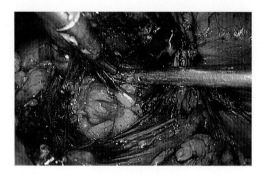

19. 分离肿瘤底部

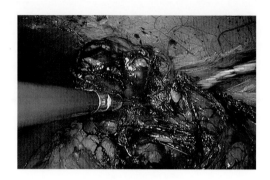

20. 切除肿瘤

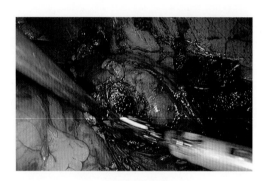

21. 肾脏创面止血

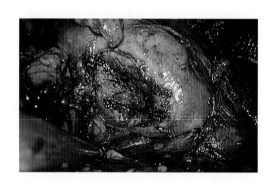

22. 创面电凝止血

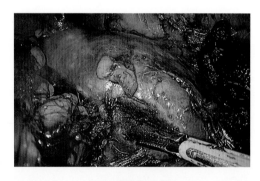

23. 百克钳止血

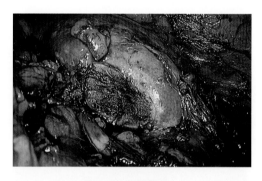

24. 止血妥善(1)

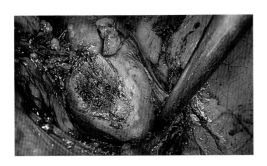

25. 止血妥善(2)

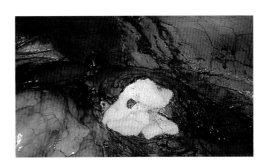

26. 创面覆盖止血纱

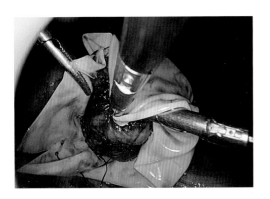

27. 肿物装袋

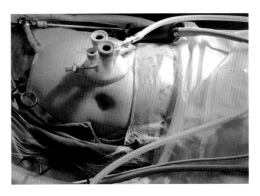

28. 单孔腹腔镜操作通道外观

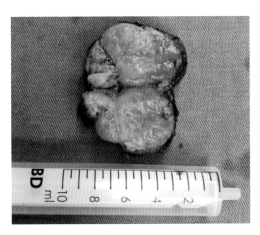

29. 肿物切面

（温星桥　李腾成　梁伟聪）

腹腔镜右肾部分切除术（经腹膜后腔入路）

【病例简介】

男性，68 岁，B 超，CT 检查发现右侧肾占位病变，大小约 35 mm × 28 mm，内部回声不均匀。

术前诊断：右肾占位病变，肾癌。

行经腹膜后腔入路腹腔镜右肾部分切除术。（图 2 – 11）

图 2 – 11　经腹膜后腔入路腹腔镜右肾部分切除术

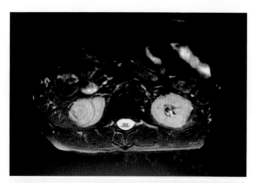

1. 术前 MR（见右肾肿物）

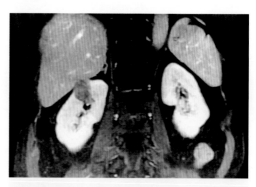

2. 术前 MR 冠状面（1）

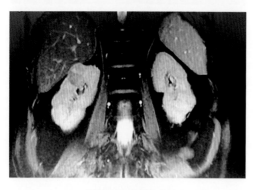

3. 术前 MR 冠状面（2）

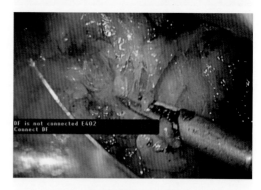

4. 分离腹膜外脂肪（1）

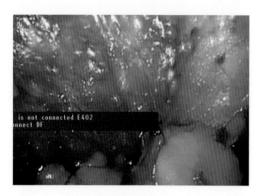

5. 分离腹膜外脂肪（2）

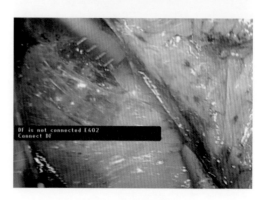

6. 切开肾周筋膜

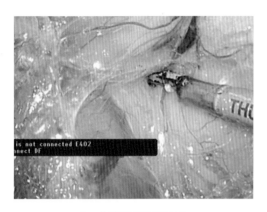

7. 分离肾后间隙(1)

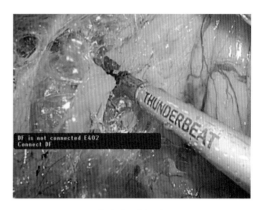

8. 分离肾后间隙(2)

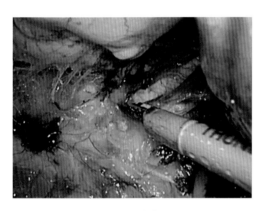

9. 分离肾动脉(1)

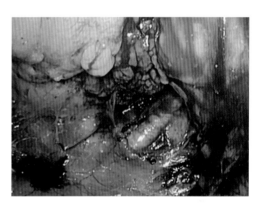

10. 分离肾动脉(2)

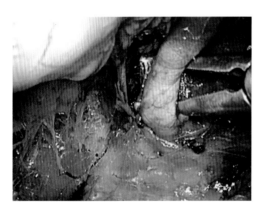

11. 直角钳分离肾动脉

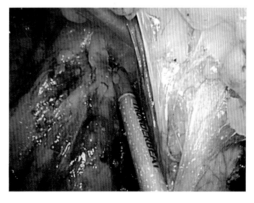

12. 分离肾前间隙(1)

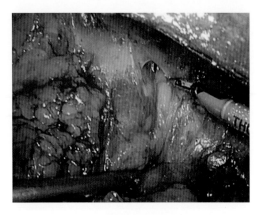

13. 分离肾前间隙(2)

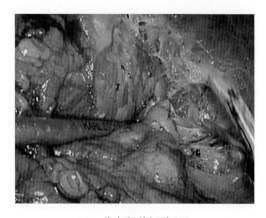

14. 分离肾前间隙(3)

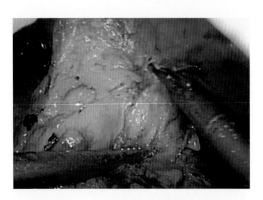

15. 分离肾上极(1)

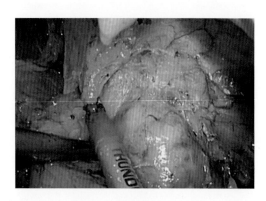

16. 分离肿瘤表面(1)

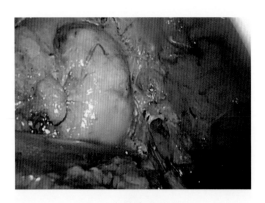

17. 分离肿瘤表面(2)

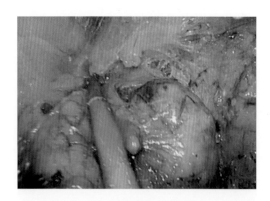

18. 分离肾上极(2)

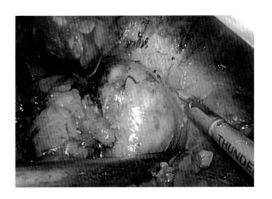

19. 分离肿物

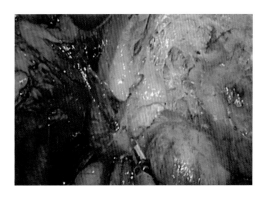

20. 分离肾上极背侧

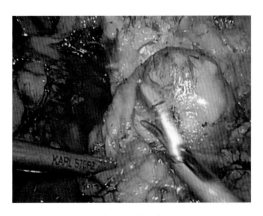

21. 分离肿瘤下部（1）

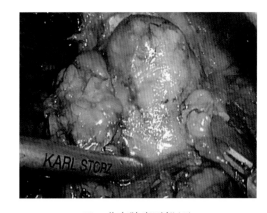

22. 分离肿瘤下部（2）

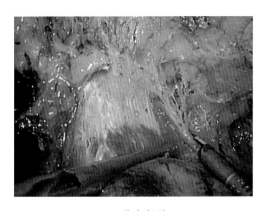

23. 分离肾脏

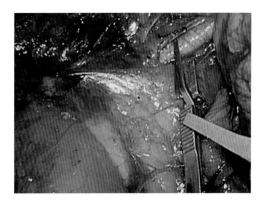

24. 临时阻断肾动脉

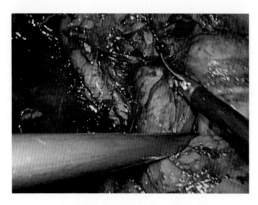

25. 沿肿瘤边界 5 mm 切除肿瘤

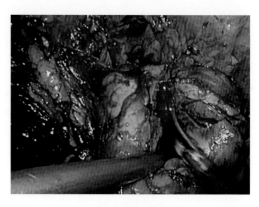

26. 切除肿瘤

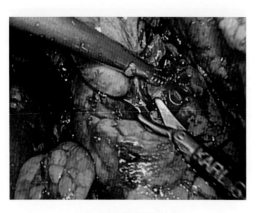

27. 切除肿瘤基底部

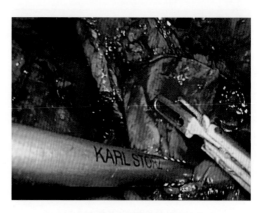

28. 百克钳电凝创面止血（1）

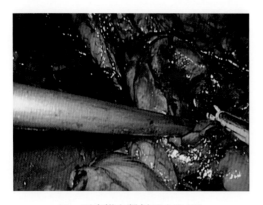

29. 百克钳电凝创面止血（2）

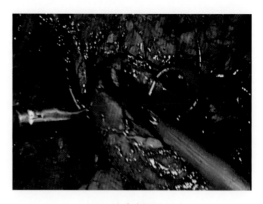

30. 缝合创面（1）

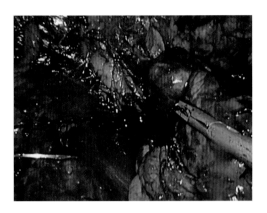

31. 用 Hem-o-lok 固定缝线

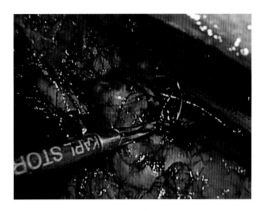

32. 缝合创面(2)

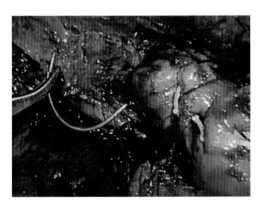

33. 固定缝线

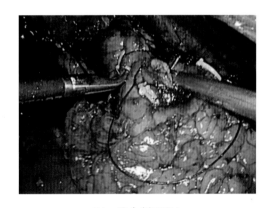

34. 缝合创面(3)

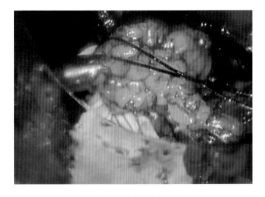

35. 肿物装袋

（温星桥 周青春 严彬元 唐金琦）

第三章　腹腔镜单纯性肾切除术

◎ 腹腔镜右侧萎缩肾切除术（经腹膜后腔入路）

【病例简介】

女性，52 岁，右侧腰部隐痛 1 年余，CT 检查发现右肾结石并肾实质萎缩，皮质变薄。核素肾脏扫描显示右肾无功能。

术前诊断：右侧肾结石并右肾萎缩，无功能肾。

行经腹膜后腔入路腹腔镜右侧萎缩肾切除术。（图 3 - 1）

图 3 - 1　经腹膜后腔入路腹腔镜右侧萎缩肾切除术

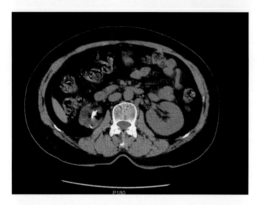

1. 术前 CT 平扫

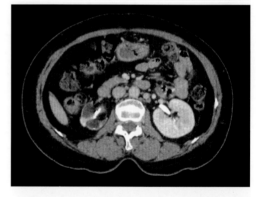

2. 术前 CT 动脉相

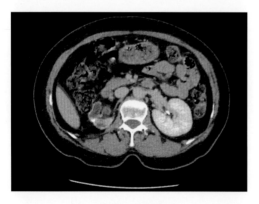

3. 术前 CT 静脉相

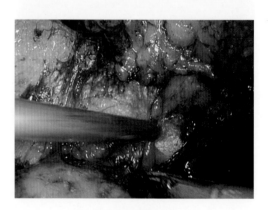

4. 分离腹膜外脂肪

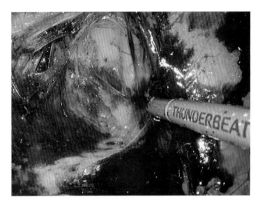

5．切开肾周筋膜

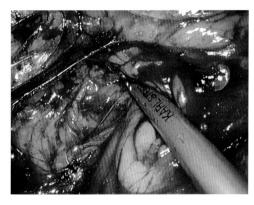

6．分离肾后间隙

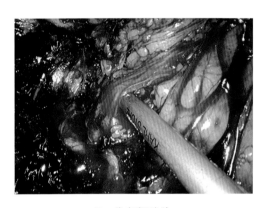

7．分离肾动脉

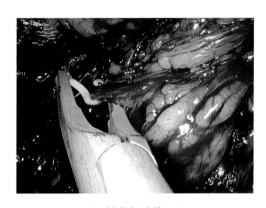

8．结扎肾动脉（1）

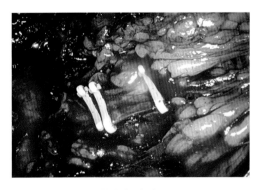

9．结扎肾动脉（2）

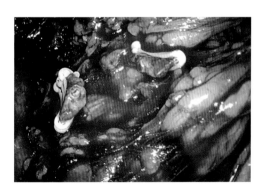

10．剪断肾动脉

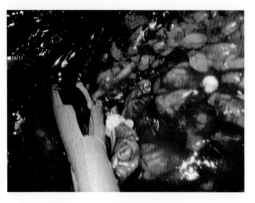

11．结扎肾静脉

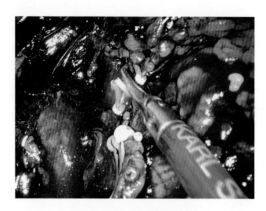

12．剪断肾静脉（1）

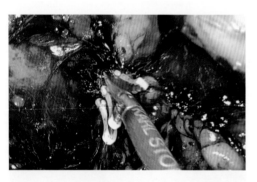

13．剪断肾静脉（2）

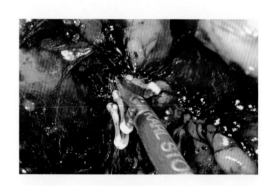

13．剪断肾静脉（3）

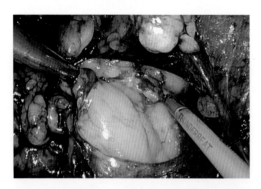

15．分离肾脏（1）

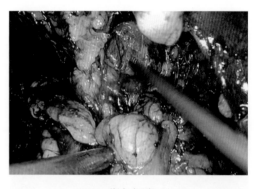

16．分离肾脏（2）

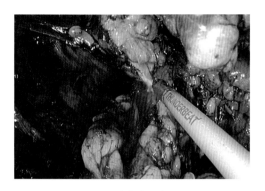

17. 游离肾上极

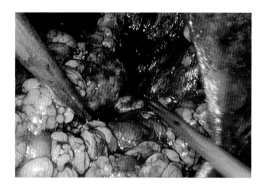

18. 分离肾脏(3)

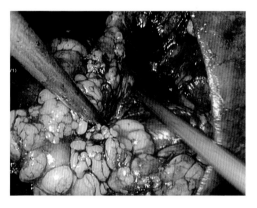

19. 分离肾上极

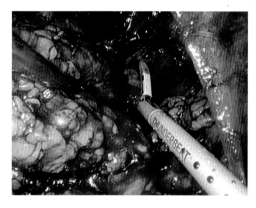

20. 分离肾后间隙

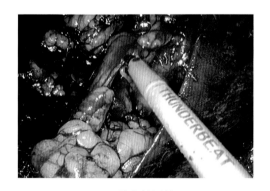

21. 游离输尿管

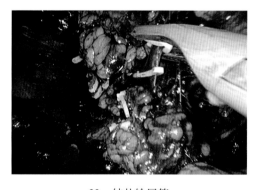

22. 结扎输尿管

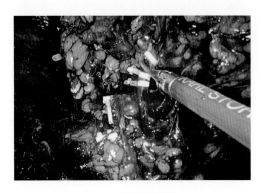

23. 剪断输尿管

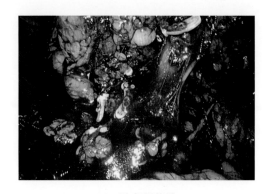

24. 游离肾静脉

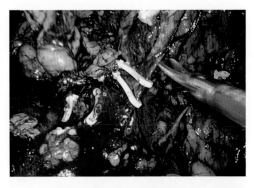

25. 结扎并切断

（温星桥　权伟合　严彬元）

第四章　腹腔镜肾、输尿管全长切除术（输尿管癌根治术）

◎ 腹腔镜左肾、输尿管全长切除术（经腹膜后腔入路）

【病例简介】

男性，54 岁，反复肉眼血尿 1 个月余，CT 检查发现左侧输尿管占位病变，肿物活检病理报告为尿路上皮癌。

术前诊断：左侧输尿管癌。

行经腹膜后腔入路腹腔镜左肾、输尿管全长切除术。（图 4 - 1）

图 4 - 1　经腹膜后腔入路腹腔镜左肾、输尿管全长切除术

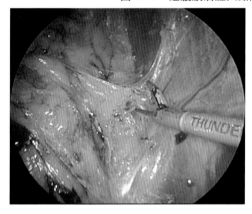

1. 分离肾后间隙

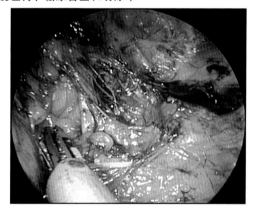

2. 寻找肾蒂（1）

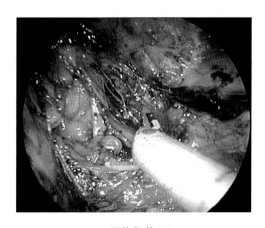

3. 寻找肾蒂（2）

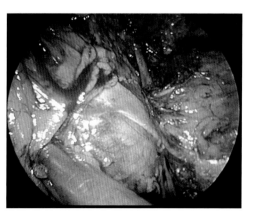

4. 分离腰静脉

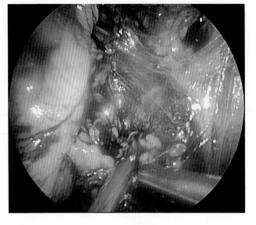

5. 分离肾后脂肪

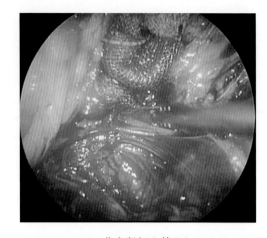

6. 分离肾门血管(1)

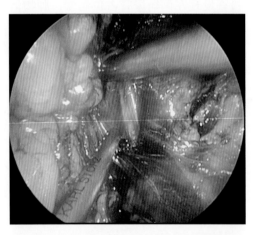

7. 分离肾门血管(2)

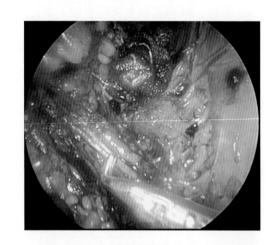

8. 分离肾动脉(1)

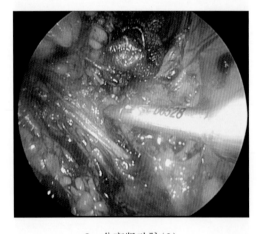

9. 分离肾动脉(2)

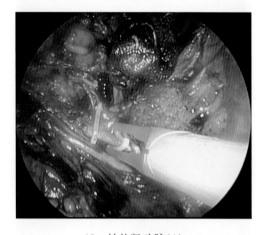

10. 结扎肾动脉(1)

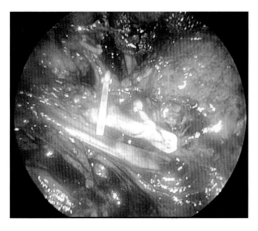

11. 结扎肾动脉(2)

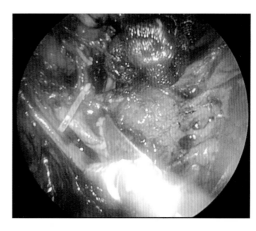

12. 剪断肾动脉(1)

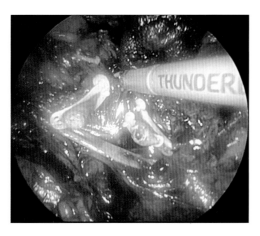

13. 剪断肾动脉(2)

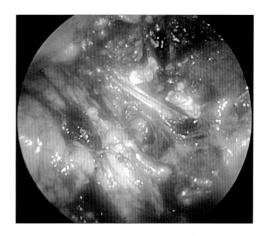

14. 腰大肌静脉

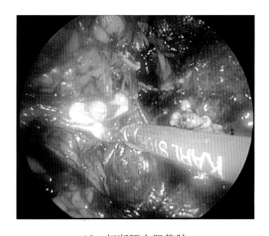

15. 切断腰大肌静脉

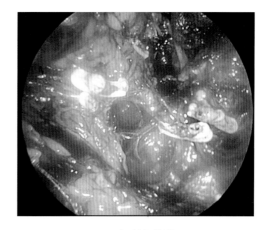

16. 切断肾静脉

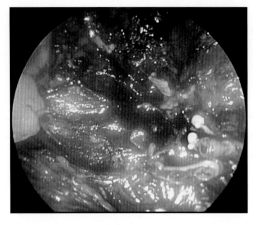

17. 结扎后的肾蒂(1)

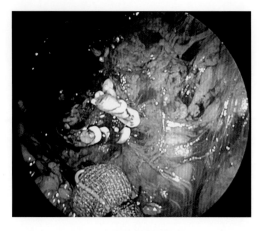

18. 结扎后的肾蒂(2)

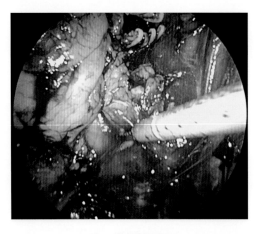

19. 分离肾下极

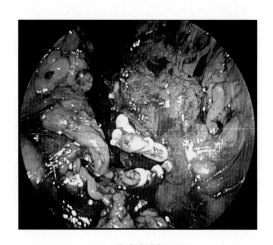

20. 分离肾周组织

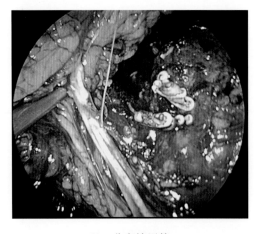

21. 分离输尿管

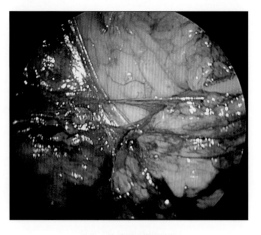

22. 分离肾前间隙

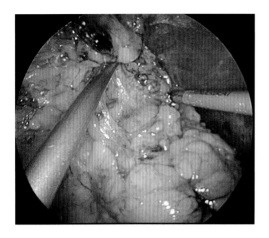

23. 分离肾上极

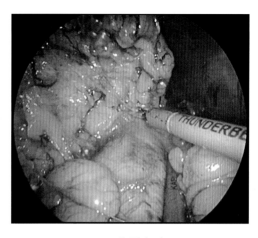

24. 切除肾脏

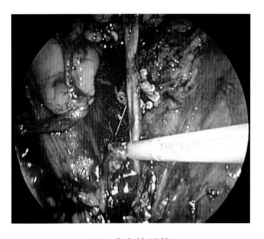

25. 分离输尿管

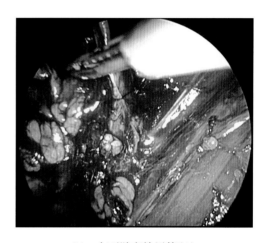

26. 向下游离输尿管（1）

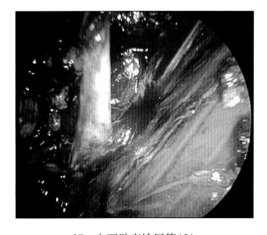

27. 向下游离输尿管（2）

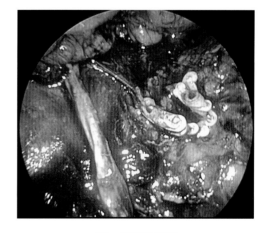

28. 切断输尿管

（温星桥　孙东麟　陈响秋）

第五章　腹腔镜肾囊肿去顶术

 单孔腹腔镜辅助右肾囊肿去顶术(经脐经腹腔入路)

【病例简介】

女性，46岁，右腰部隐痛半月余。B超、CT检查发现右肾占位病变，大小约60 mm×48 mm，内部回声均匀，考虑肾囊肿.

术前诊断：右肾单纯性囊肿。

行经脐经腹腔入路单孔腹腔镜辅助右肾囊肿去顶术。(图5-1)

图5-1　经脐经腹腔入路单孔腹腔镜辅助右肾囊肿去顶术

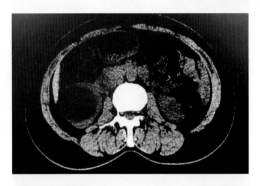

1. 术前CT平扫(见右肾囊肿)

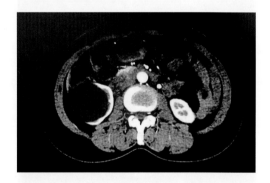

2. 术前CT增强

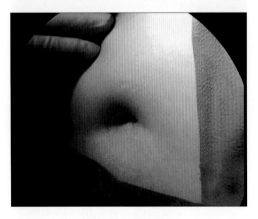

3. 选脐部入路

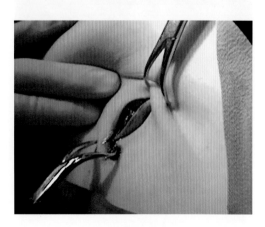

4. 沿脐缘切开

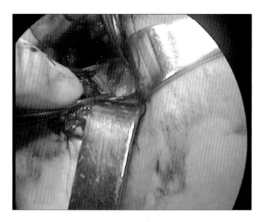

5. 切开腹壁

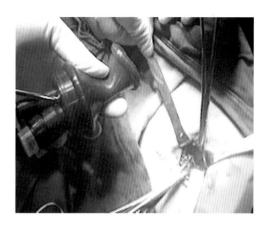

6. 进入腹腔，置入单孔装置

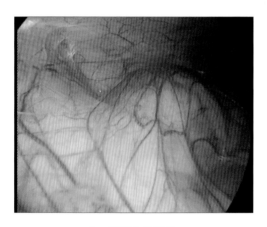

7. 腹腔内见囊肿

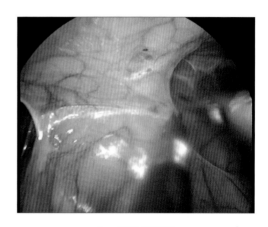

8. 切开侧腹膜

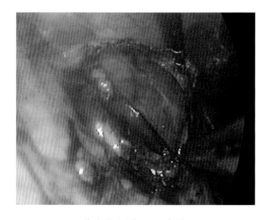

9. 分离肾周脂肪见囊肿(1)

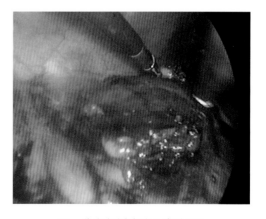

10. 分离肾周脂肪见囊肿(2)

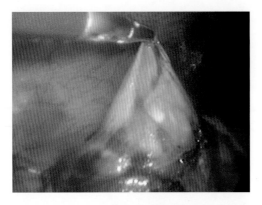

11. 提起囊肿壁

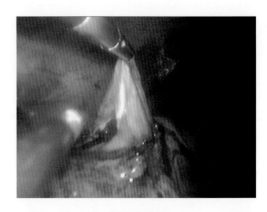

12. 剪除囊肿壁（1）

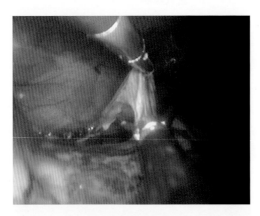

13. 剪除囊肿壁（2）

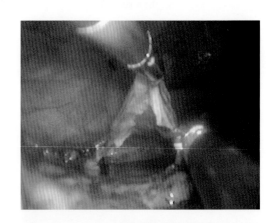

14. 剪除囊肿壁（3）

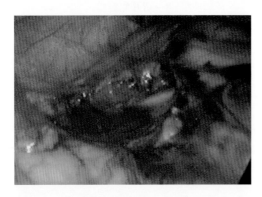

15. 去顶后的囊腔（1）

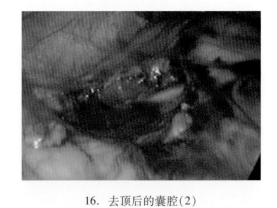

16. 去顶后的囊腔（2）

（温星桥　祝炜安　赖文杰）

单孔腹腔镜辅助右肾囊肿去顶术（经脐经腹腔入路）

【病例简介】

女性，34 岁，间歇性右腰痛 2 年余，加重 2 周。CT 检查发现右肾囊肿，大小约 50 mm×45 mm，内部回声均匀。

术前诊断：右肾单纯性肾囊肿。

行经脐经腹腔入路单孔腹腔镜辅助右肾囊肿去顶术。（图 5 - 2）

图 5 - 2 经脐经腹腔入路单孔腹腔镜辅助右肾囊肿去顶术

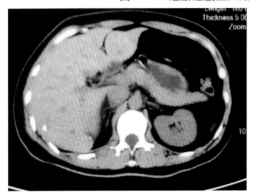

1. CT 平扫

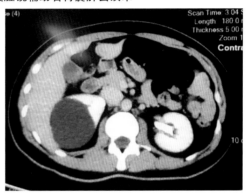

2. CT 增强扫描

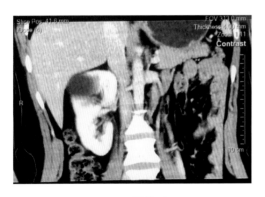

3. CT 冠状面

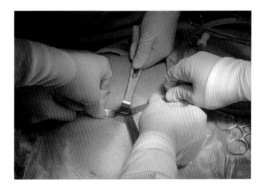

4. 切开脐缘皮肤

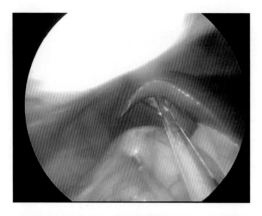

5. 找到肾囊肿

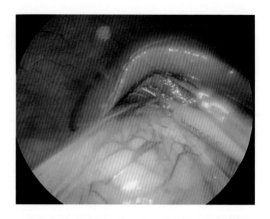

6. 分离囊肿壁

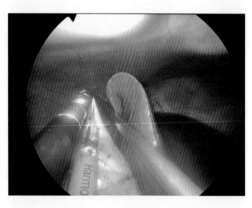

7. 剪除囊肿壁(1)

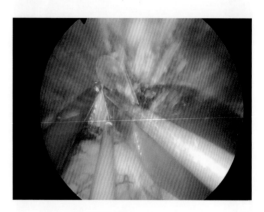

8. 剪除囊肿壁(2)

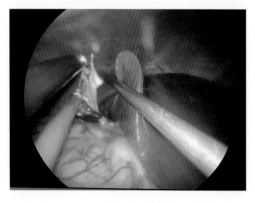

9. 剪除囊肿壁(3)

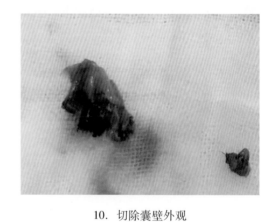

10. 切除囊壁外观

（温星桥　李腾成　祝炜安）

第六章　腹腔镜马蹄肾离断术

◎ 单孔腹腔镜辅助马蹄肾峡部离断术（经腹腔入路）

【病例简介】

女性，42 岁，间歇腰部隐痛，无血尿。CT 检查发现马蹄肾畸形。

术前诊断：马蹄肾畸形。

行经腹腔入路单孔腹腔镜辅助马蹄肾峡部离断术。（图 6 - 1）

图 6 - 1　经腹腔入路单孔腹腔镜辅助马蹄肾狭部离断术

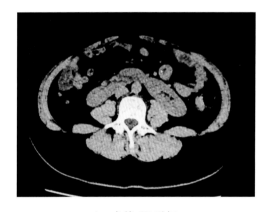

1. 术前 CT 平扫

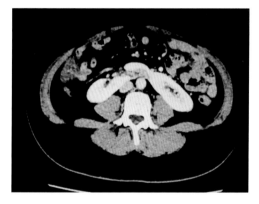

2. 术前 CT 增强

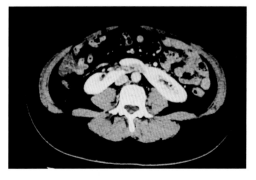

3. 术前 CT（见肾脏"马蹄"形）

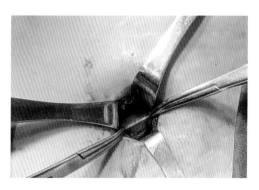

4. 切开小口

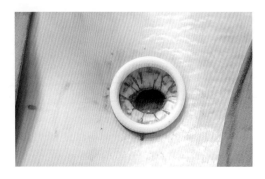

5. 置入单孔装置

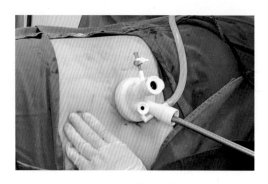

6. 置入单孔通道

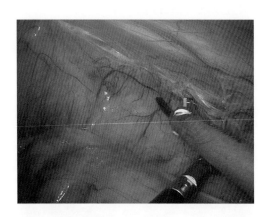

7. 切开侧腹膜

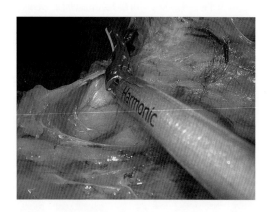

8. 分离肾脏

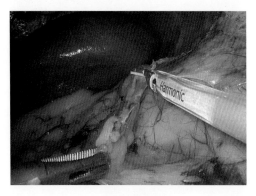

9. 分离肾筋膜

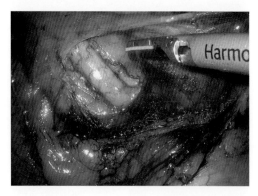

10. 分离输尿管

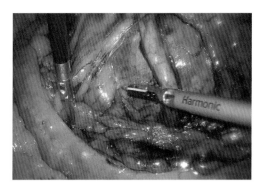

11. 分离肾门

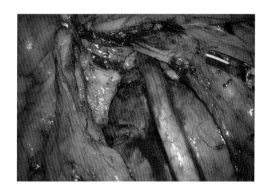

12. 分离肾血管

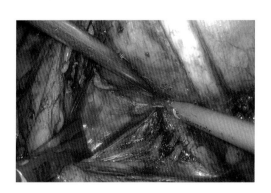

13. 分离肾峡部(1)

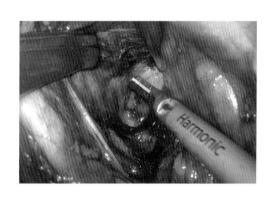

14. 分离肾峡部(2)

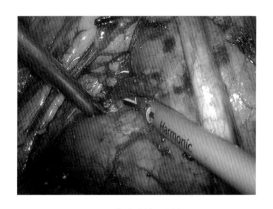

15. 分离肾门血管

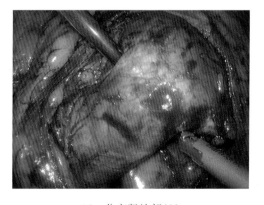

16. 分离肾峡部(3)

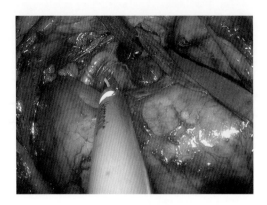

17. 分离右肾血管

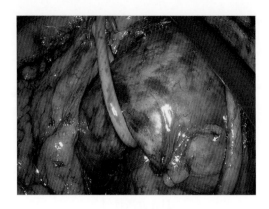

18. 悬吊肾峡部

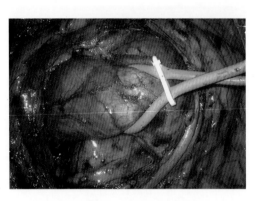

19. 用橡皮筋牵引悬吊肾峡部

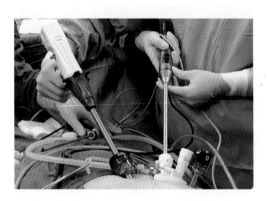

20. 置入电动切割闭合器(GST)

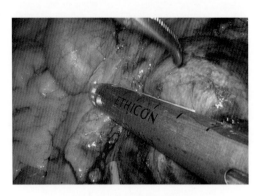

21. 电动切割闭合器切断峡部(1)

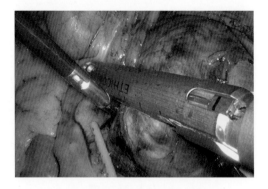

22. 电动切割闭合器切断峡部(2)

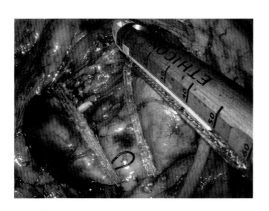

23. 切割后的外观(1)

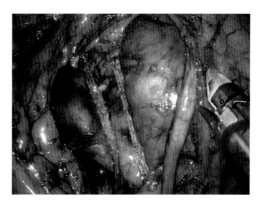

24. 切割后的外观(2)

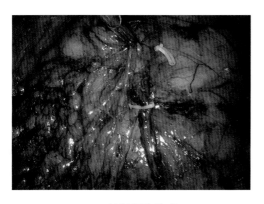

25. 关闭肾脂肪囊

（温星桥　王喻　祝炜安）

第七章 腹腔镜输尿管切开取石术

单孔腹腔镜辅助左侧输尿管切开取石术（经腹膜后腔入路）

【病例简介】

男性，48 岁，间歇性左腰痛 1 年余，X 线、CT 提示左输尿管上段结石，大小约 28 mm×15 mm，并左肾积液。右侧输尿管多发结石并右肾积液（另行其他手术治疗）。

术前诊断：左侧输尿管上段结石。

行经腹膜后腔入路单孔腹腔镜辅助左侧输尿管切开取石术。（图 7 - 1）

图 7 - 1 经腹膜后腔入路单孔腹腔镜辅助左侧输尿管切开取石术

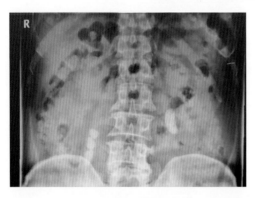

1. 术前 X 线片

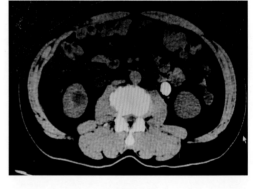

2. 术前 CT

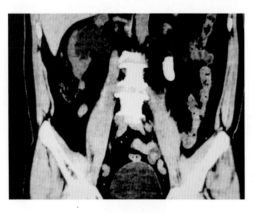

3. 术前 CT 冠状面

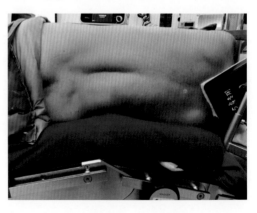

4. 侧卧位，垫高腰桥

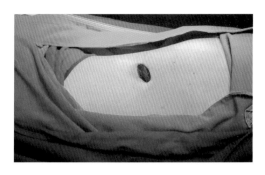

5.　左腰中部切口

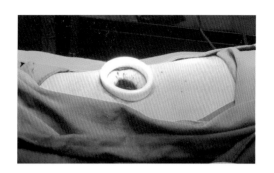

6.　单孔装置

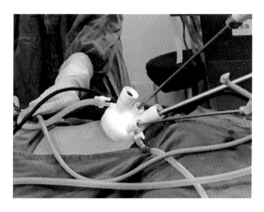

7.　建立单孔穿刺通道

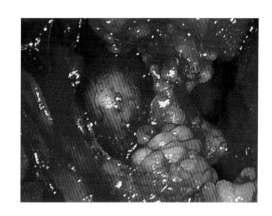

8.　分离找到输尿管

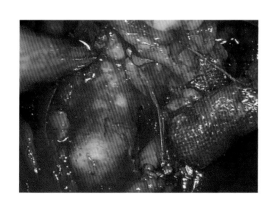

9.　分离输尿管表面粘连

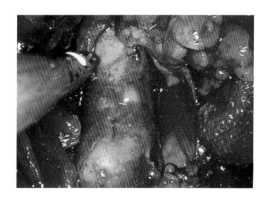

10.　分离输尿管

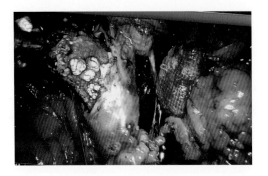

11. 切开输尿管

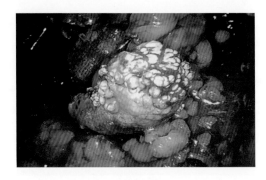

12. 取出结石

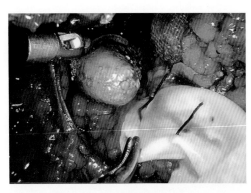

13. 结石装袋

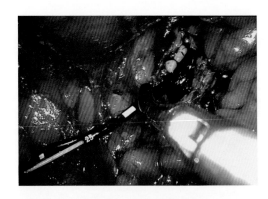

14. 冲洗石碎

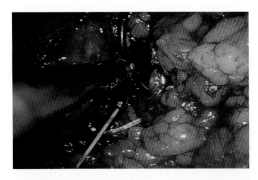

15. 置入双 J 管

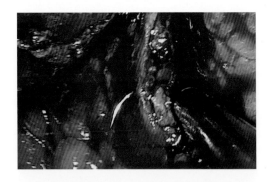

16. 用 4 - 0 微乔线缝合输尿管

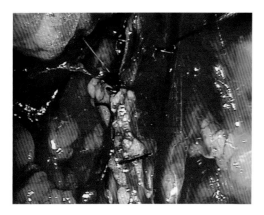

17. 三针间断缝合妥善

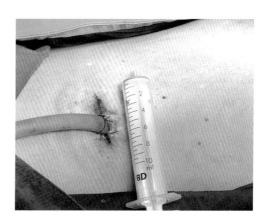

18. 术后伤口

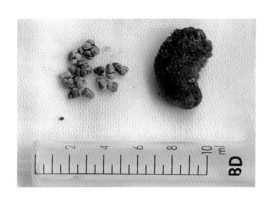

19. 取出的结石

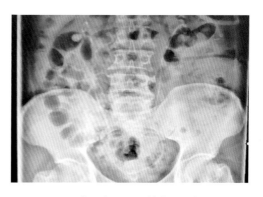

20. 术后复查双 J 管位置良好

（温星桥　王喻　李小娟　祝炜安）

腹腔镜左侧输尿管切开取石术(经腹膜后腔入路)

【病例简介】

男性,54 岁,左侧腰部隐痛 5 个月余,X 线、CT 检查发现左侧输尿管上段结石,大小约 20 mm × 13 mm,并左肾积液。

术前诊断:左输尿管上段结石并左肾积液。

行经腹膜后腔入路腹腔镜左侧输尿管切开取石术。(图 7 - 2)

图 7 - 2　经腹膜后腔入路腹腔镜左侧输尿管切开取石术

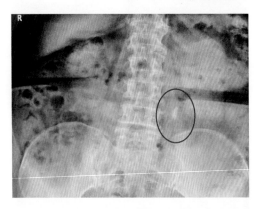

1. 术前 X 线片(红圈示输尿管结石)

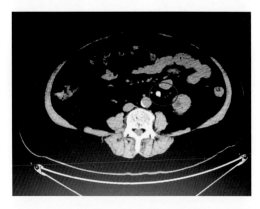

2. 术前 CT(红圈示输尿管结石)

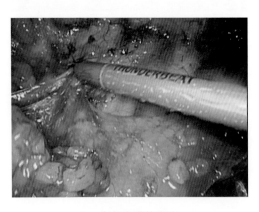

3. 分离腹膜外脂肪

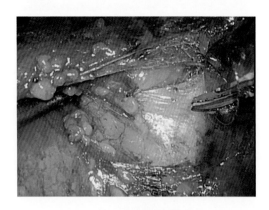

4. 切开肾周筋膜

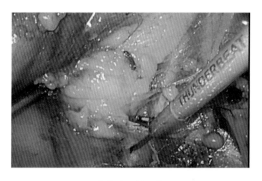

5. 分离肾后间隙（1）

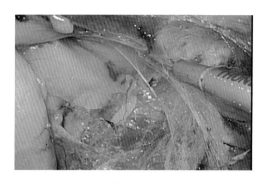

6. 分离肾后间隙（2）

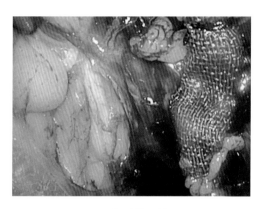

7. 找到输尿管

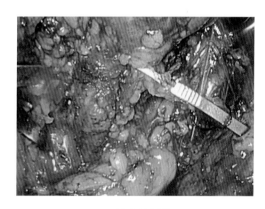

8. 分离输尿管

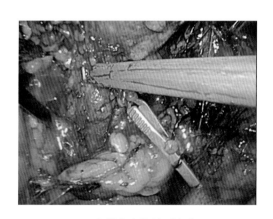

9. 血管夹夹住结石上方

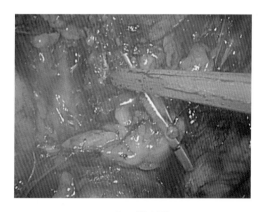

10. 切开输尿管

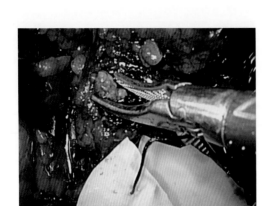

11．取出结石

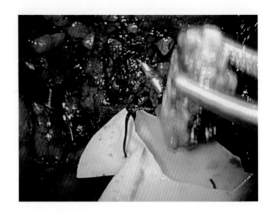

12．结石装袋(1)

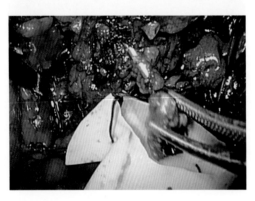

13．结石装袋(2)

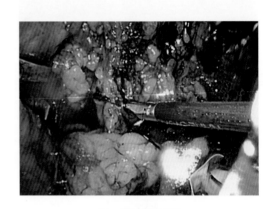

14．探查输尿管

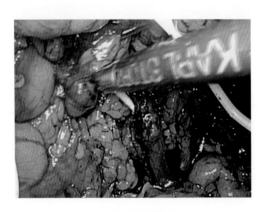

15．置入双J管(1)

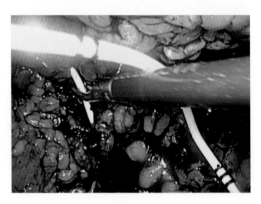

16．置入双J管(2)

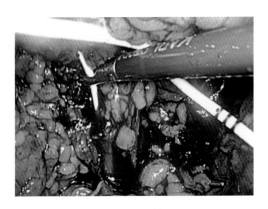

17．置入双 J 管（3）

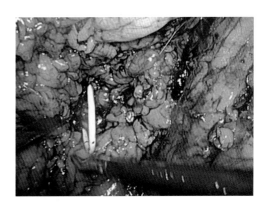

18．向上置管

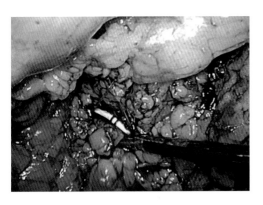

19．置入双 J 管（4）

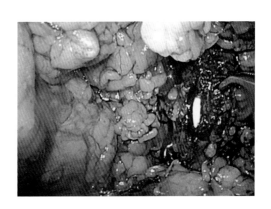

20．置管完毕

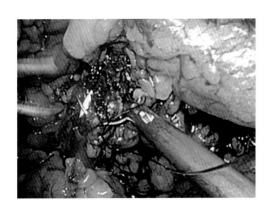

21．用 4－0 微乔线缝合

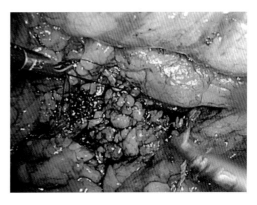

22．缝合输尿管

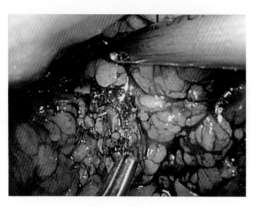

23. 精细缝合输尿管(1)

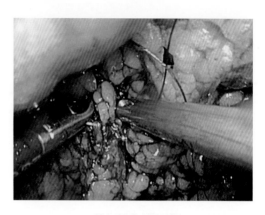

24. 精细缝合输尿管(2)

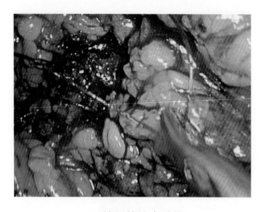

25. 输尿管缝合妥善

（温星桥　续奇志　权伟合　李志广）

腹腔镜右侧输尿管切开取石术（经腹膜后腔入路）

【病例简介】

男性，42 岁，右腰隐痛 1 年余，X 线、CT 检查发现右输尿管上段结石，大小约 38 mm×18 mm，并右肾积液。

术前诊断：右侧输尿管上段结石并右肾积液。

行经腹膜后腔入路腹腔镜右侧输尿管切开取石术。（图 7 - 3）

图 7 - 3　经腹膜后腔入路腹腔镜右侧输尿管切开取石术

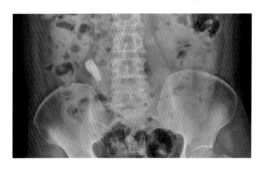

1. X 线平片（见右输尿管结石）

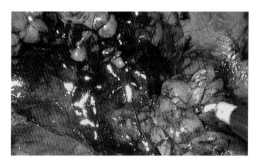

2. 分离腹膜外脂肪（1）

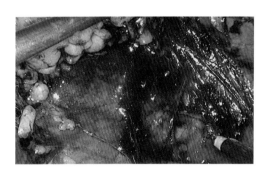

3. 分离腹膜外脂肪（2）

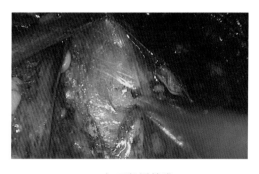

4. 切开肾周筋膜

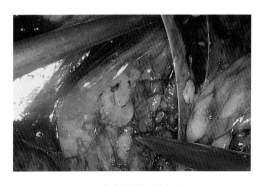

5. 分离腹膜后间隙

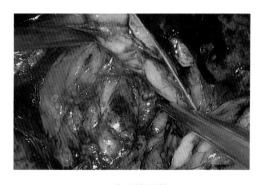

6. 分离输尿管

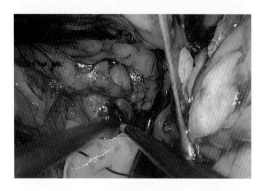

7. 电钩切开输尿管

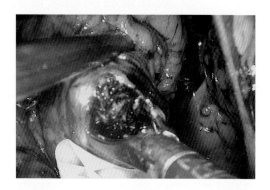

8. 取出结石(1)

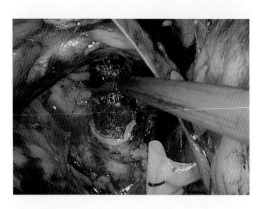

9. 取出结石(2)

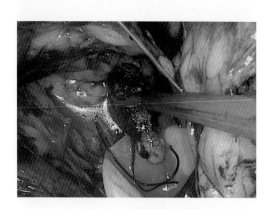

10. 结石装袋(1)

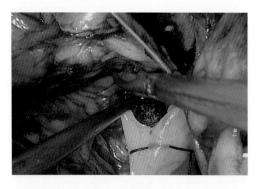

11. 结石装袋(2)

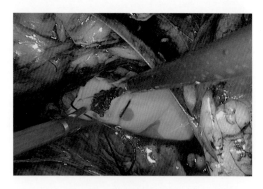

12. 结石装袋(3)

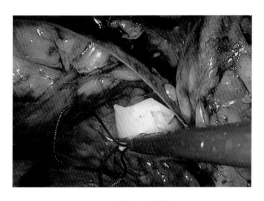

13. 收紧结石袋

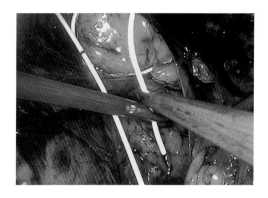

14. 放置双J管(1)

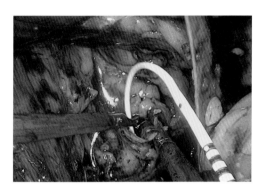

15. 放置双J管(2)

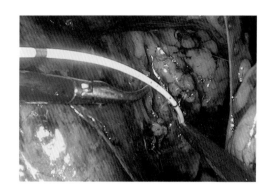

16. 放置双J管(3)

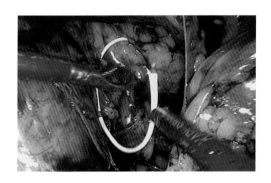

17. 放置双J管(4)

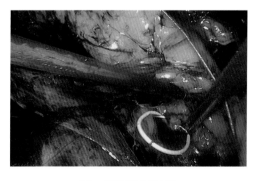

18. 放置双J管(5)

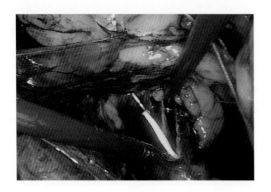

19. 拔出管芯

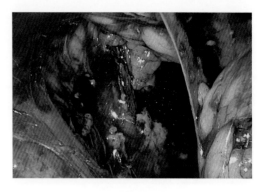

20. 置管妥善

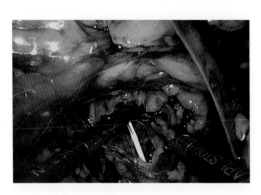

21. 确认置管妥善

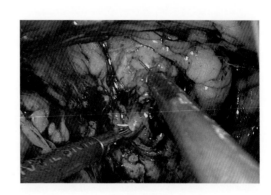

22. 精细缝合

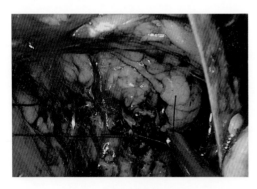

23. 缝合输尿管(1)

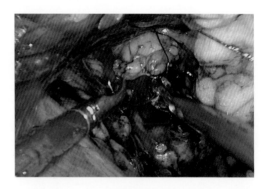

24. 精准缝合(1)

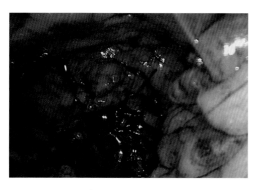

25. 精准缝合(2)

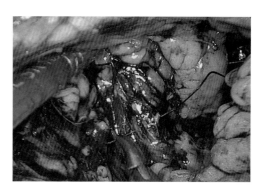

26. 缝合输尿管(2)

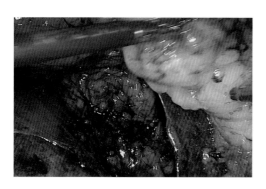

27. 缝合妥善

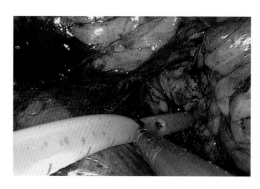

28. 腹膜后留置引流管

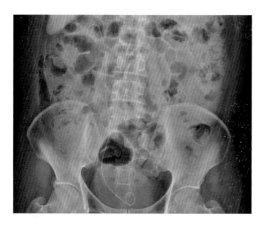

29. 术后复查双 J 管位置良好

（温星桥　孙东麟　唐金琦）

第八章 腹腔镜前列腺癌根治术

◎ 腹腔镜前列腺癌根治术（经腹腔入路）

【病例简介】

男性，65 岁，体检发现 PSA 升高，为 22 μg/L，PET-CT 检查疑前列腺癌，经直肠前列腺穿刺活检，病理诊断为前列腺癌，8/12 针阳性，Gleason 评分为 4 + 3 = 7 分。

术前诊断：前列腺癌。

行经腹腔入路腹腔镜前列腺癌根治术。（图 8 - 1）

图 8 - 1 经腹腔入路腹腔镜前列腺癌根治术

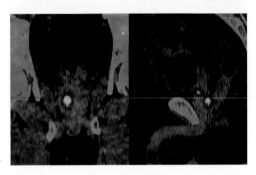

1. 术前 PET-CT(1)

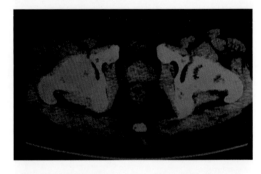

2. 术前 PET-CT(2)（箭头示肿瘤）

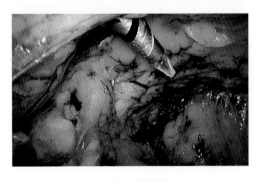

3. 置入穿刺器

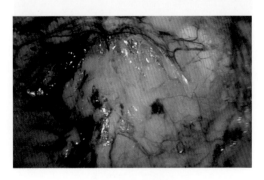

4. 前列腺背侧间隙

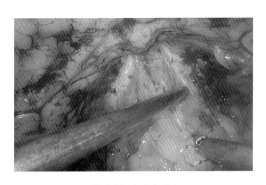

5. 分离前列腺脂肪(1)

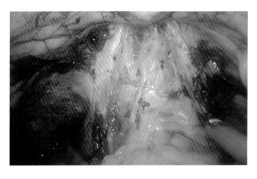

6. 分离前列腺脂肪(2)

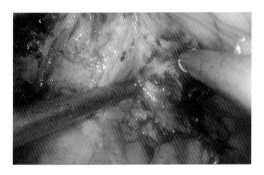

7. 分离右侧盆筋膜

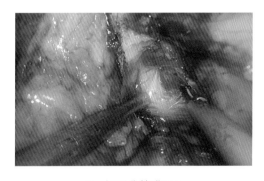

8. 切开盆筋膜(1)

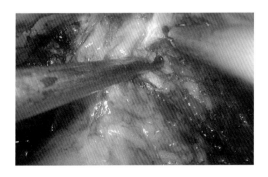

9. 切开盆筋膜(2)

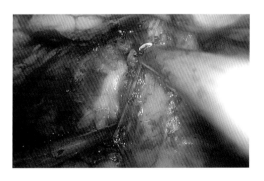

10. 分离左侧盆筋膜

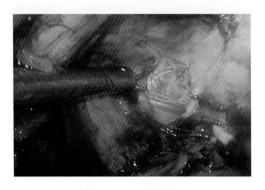

11. 切开左侧盆筋膜（1）

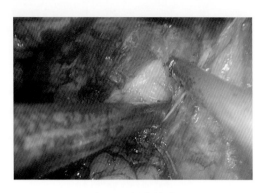

12. 切开左侧盆筋膜（2）

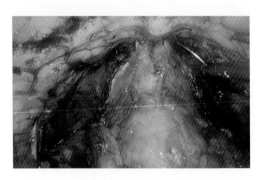

13. 缝扎背血管复合体（1）

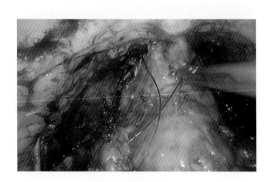

14. 缝扎背血管复合体（2）

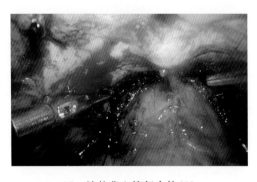

15. 缝扎背血管复合体（3）

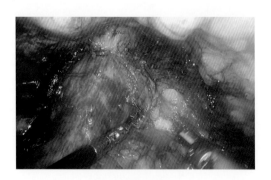

16. 分离右侧面

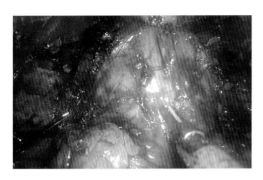

17.　分离膀胱颈（1）

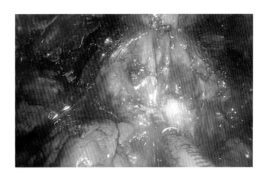

18.　分离膀胱颈（2）

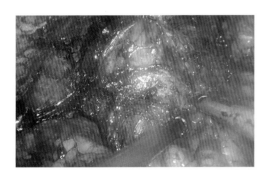

19.　分离膀胱颈（3）

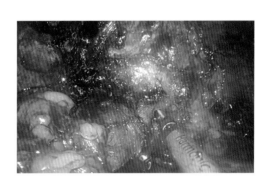

20.　分离膀胱颈（4）

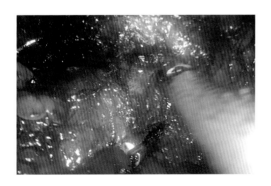

21.　分离膀胱颈（5）

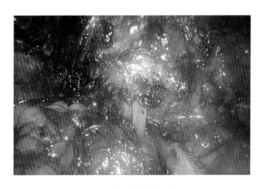

22.　切开膀胱颈

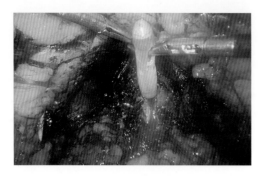

23. 切开膀胱颈后壁(1)

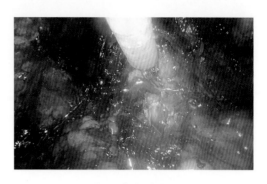

24. 切开膀胱颈后壁(2)

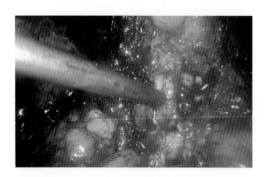

25. 分离输精管

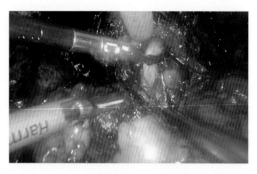

26. 分离右侧输精管(1)

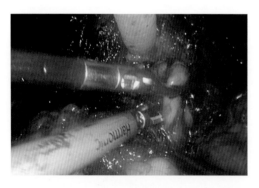

27. 分离右侧输精管(2)

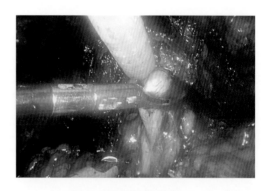

28. 分离右侧输精管(3)

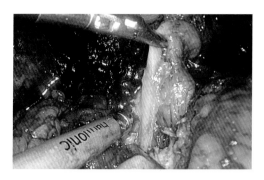

29. 切断输精管（1）

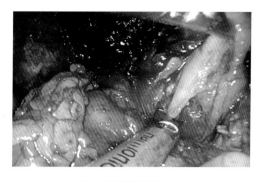

30. 切断输精管（2）

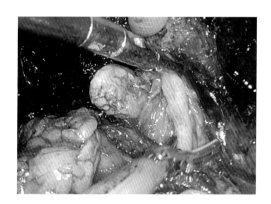

31. 切断输精管（3）

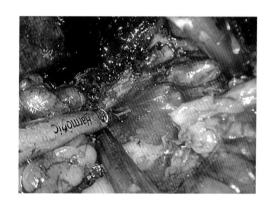

32. 分离左侧血管蒂

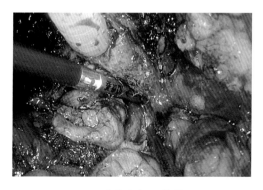

33. 分离右侧血管蒂

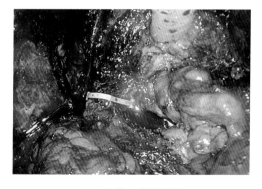

34. 结扎左侧血管蒂

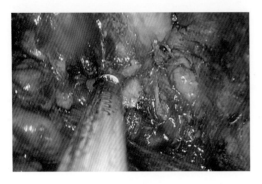

35. 分离前列腺后壁

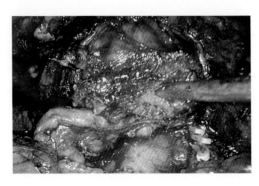

36. 切除前列腺

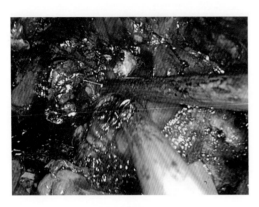

37. 游离尖部

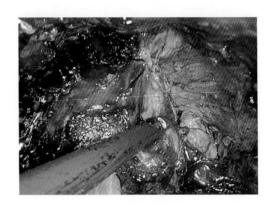

38. 分离右侧壁

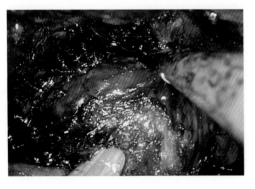

39. 分离尖部

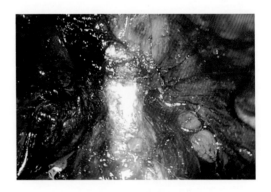

40. 游离尿道

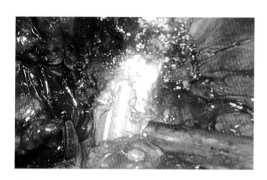

41. 剪断尿道

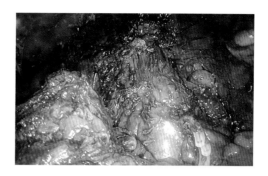

42. 切除前列腺

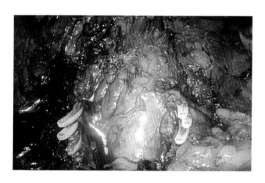

43. 前列腺窝，无出血

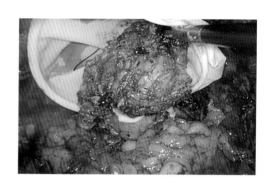

44. 标本装袋

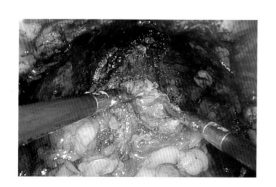

45. 对合膀胱

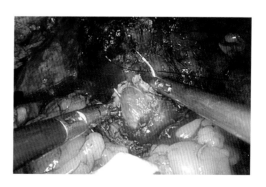

46. 缝合膀胱颈

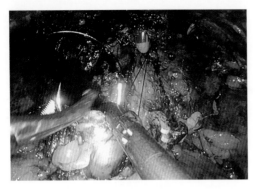

47. 吻合膀胱与尿道（1）

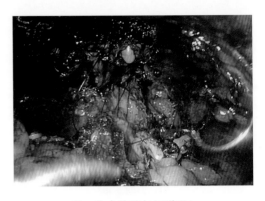

48. 吻合膀胱与尿道（2）

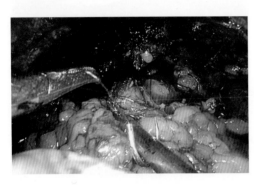

49. 吻合膀胱与尿道（3）

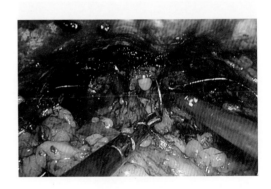

50. 吻合膀胱与尿道（4）

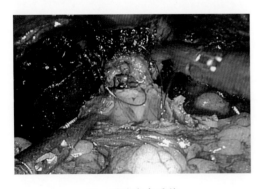

51. 后壁吻合妥善

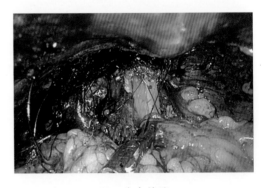

52. 吻合前壁

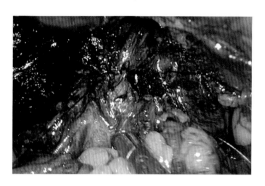

53. 拉近膀胱与尿道

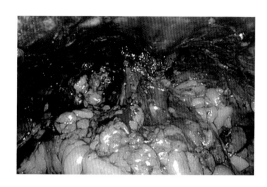

54. 吻合妥善

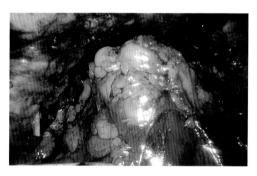

55. 注水试验无明显漏尿

（温星桥　王喻　祝炜安　赖文杰）

◎ 大体积中叶腹腔镜前列腺癌根治术（经腹膜外入路）

【病例简介】

男性，63 岁，体检发现 PSA 升高，为 15 μg/L，经直肠前列腺穿刺活检，病理诊断为前列腺癌，3/12 针阳性，Gleason 评分为 4＋3＝7 分。核素骨扫描未见骨转移，前列腺中叶明显增大。

术前诊断：前列腺癌。

行经腹膜外入路大体积中叶腹腔镜前列腺癌根治术。（图 8－2）

图 8－2　经腹膜外入路大体积中叶腹腔镜前列腺癌根治术

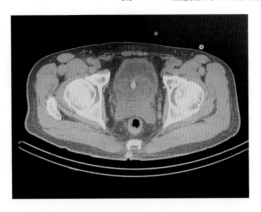

1. 术前 CT(1)

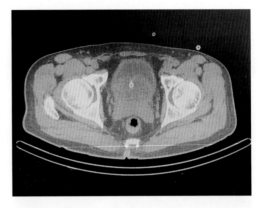

2. 术前 CT(2)

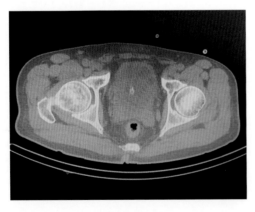

3. 术前 CT(3)

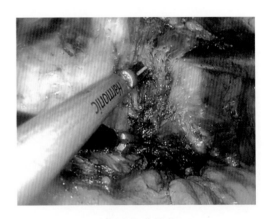

4. 分离右侧盆筋膜(1)

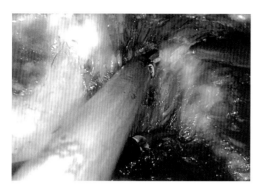

5. 分离右侧盆筋膜(2)

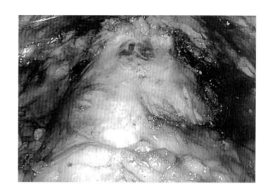

6. 分离前列腺背侧

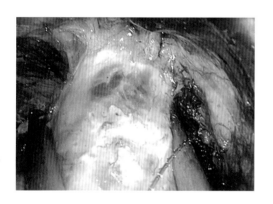

7. 缝合背血管复合体

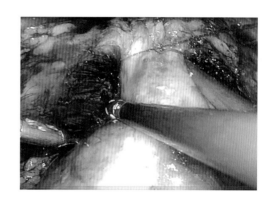

8. 辨别膀胱颈

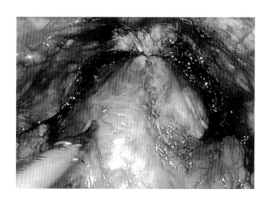

9. 分离膀胱颈前壁

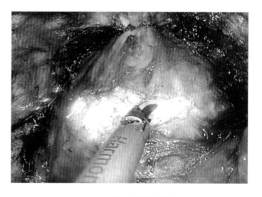

10. 分离膀胱颈

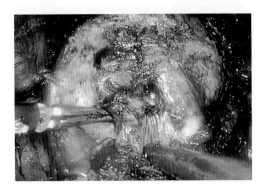

11. 切开膀胱前壁

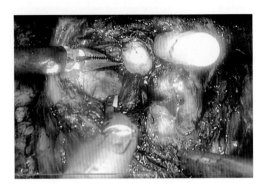

12. 分离大体积中叶（1）

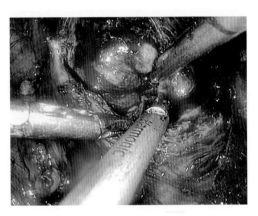

13. 分离大体积中叶（2）

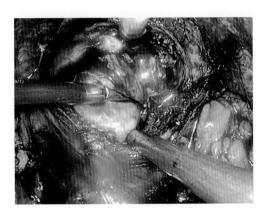

14. 分离大体积中叶（3）

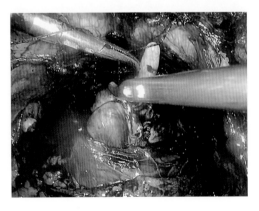

15. 缝吊中叶

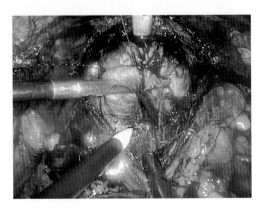

16. 分离膀胱颈后壁（1）

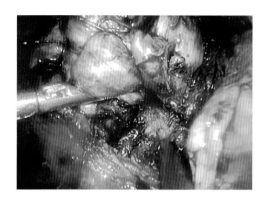

17．分离膀胱颈后壁（2）

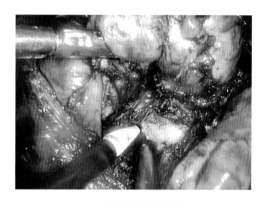

18．切开膀胱颈后壁

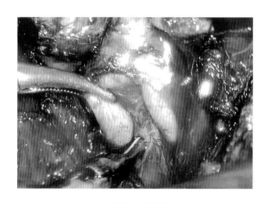

19．分离输精管（1）

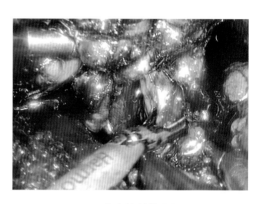

20．分离输精管（2）

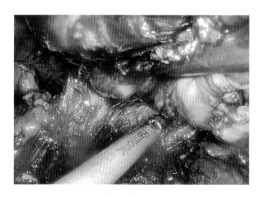

21．分离前列腺后壁

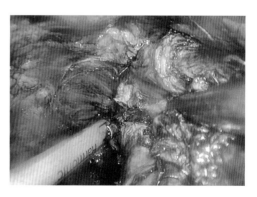

22．分离左侧壁

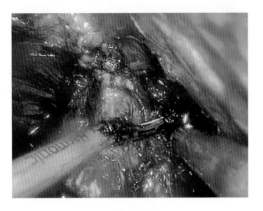

23. 切除尖部

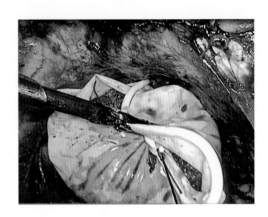

24. 标本置袋

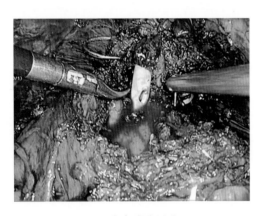

25. 吻合膀胱后壁

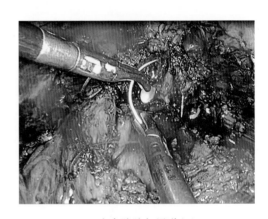

26. 吻合膀胱与尿道(1)

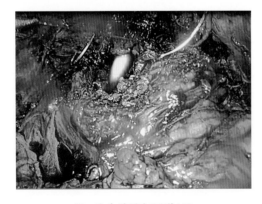

27. 吻合膀胱与尿道(2)

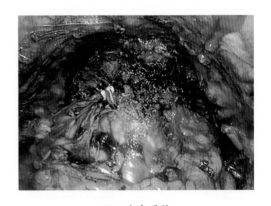

28. 吻合妥善

（温星桥　王喻）

第九章　前列腺剜除术

⬡ 经尿道前列腺剜除术

【病例简介】

男性，65 岁，反复尿频、尿急、尿线变细 3 年余，加重 2 个月余。B 超检查发现前列腺增大，大小约 40 mm×40 mm×50 mm，PSA 水平正常。

术前诊断：前列腺增生症。

行经尿道前列腺剜除术。（图 9－1）

图 9－1　经尿道前列腺剜除术

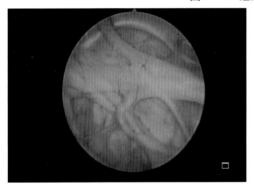

1. 严重纤维化的膀胱，可见小房小梁形成

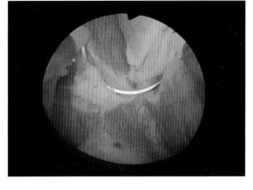

2. 在精阜后方切开前列腺尖部尿道黏膜（等离子电切镜）

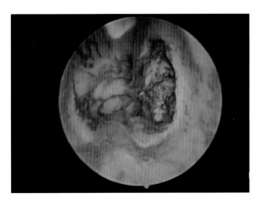

3. 切开精阜上缘及前列腺两侧叶远端精阜旁尿道黏膜

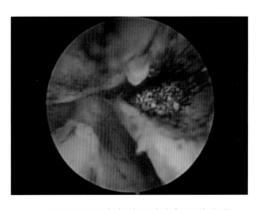

4. 环形预处理离断前列腺尖部尿道黏膜

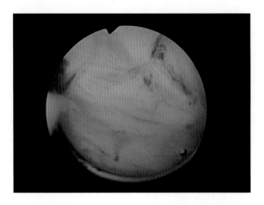

5. 沿精阜两侧以杠杆原理剥除腺体，暴露前列腺包膜

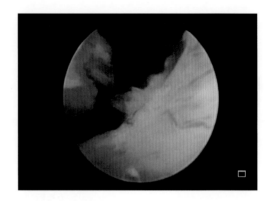

6. 沿包膜层面，自4点钟方向进入膀胱颈

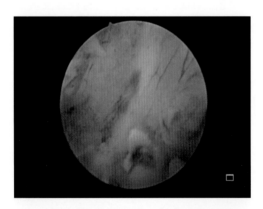

7. 光滑的前列腺外科包膜，可见包膜内的血管

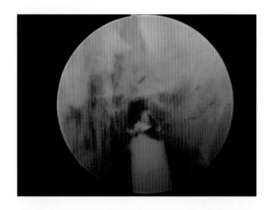

8. 对前列腺包膜上破裂血管止血

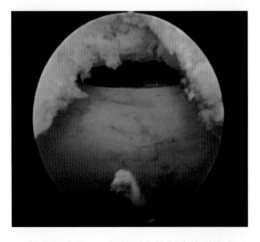

9. 扩大包膜层面，钝性剥离并剜除前列腺中叶

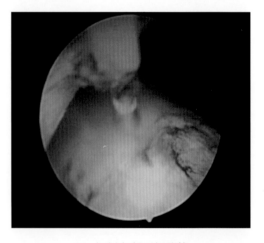

10. 切割离断顶部腺体

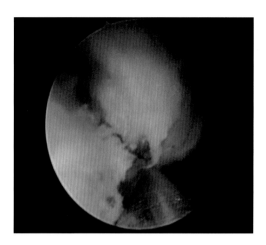

11. 利用组织粉碎器将剜除腺体粉碎吸出

前列腺剜除手术使 TURP 技术得到延伸，通过十几年的推广，前列腺剜除术越来越被国内外泌尿外科医生接受，逐步成为良性前列腺增生手术的主流之一。

常规的双极等离子前列腺剜除，在器械发展不断完善的今天，逐步被各类激光设备取代，如钬激光、铥激光、半导体激光等，结合组织粉碎器的应用使大体积前列腺腔内手术变成可能，手术风险及时间大大降低。

前列腺剜除手术能尽可能地切除较多的前列腺腺体，减少术后复发概率，尤其适合前列腺腺体较大的情况，术中剜除达前列腺外科包膜，减少了前列腺腺体内血管的重复开放，TURP 综合征发生率明显减少，出血量也相应减少。

围手术期注意事项及术前安全评估与常规前列腺电切术一致。

手术步骤及术中注意事项：

（1）寻找正确的外科包膜平面。以精阜为标志，在精阜周围切开精阜上缘及前列腺两侧叶远端精阜旁尿道黏膜，利用电切镜内鞘陶瓷环斜面以钝性推挤与杠杆原理，找到增生腺体与外科包膜的间隙。最近有文献报道，适当保护精阜后腺体组织，在距离精阜约 1 cm 处切开尿道黏膜，能减少逆行射精的发生概率。同时有文献报道，在剜除前预处理切断前列腺尖部尿道黏膜，保留部分前列腺前叶腺体，能明显减少术后短期尿失禁的发生。

（2）沿外科包膜侧入路到达膀胱颈。外科包膜平面止血，避免暴力撬动腺体，沿 4点或 8 点钟方向进入膀胱颈，并向两侧逐步扩大剜除层面。

（3）增生中叶的剜除。剜除的两侧叶逐步向 6 点钟方向靠近，以轻柔的力量剜除中叶，可见外科包膜光滑、有光泽，有纤维索带与增生腺体连接，可见包膜内平行走向的血管及垂直走向的腺体供应血管断端，部分情况可见前列腺液及前列腺结石。

（4）两侧叶及顶部腺体的剜除。以前列腺包膜层面及膀胱颈部为标志，逐步向上剜除两侧叶腺体，处理顶部腺体时建议以等离子或激光切割为主，避免顶部腺体的牵拉，近来有研究表明顶部腺体适当保留，可减少术后尿失禁的发生。

（5）检查外科包膜。腺体被基本剜除后，注意仔细检查外科包膜上存在的出血血管，某些腺体较大的情况，可见包膜上有残留的独立增生小结节，可予以单独电切、剜除或激光汽化。

（6）被剜除腺体的处理。等离子前列腺剜除可保留6点及12点钟方向腺体组织，剜除后用电切环将已断离血供的腺体切除，并用冲吸器冲出组织碎块。如有组织粉碎器，可将腺体完整剜除进膀胱，用组织粉碎器将其粉碎吸出，操作过程中需注意膀胱有效充盈，视野清晰，避免组织粉碎器损伤膀胱。

（7）修整创面并彻底止血。尤其需要注意膀胱颈部，在手术结束退镜前需彻底止血。

（8）术后行排尿试验检验有无括约肌损伤，留置F22三腔导尿管，气囊注水约40 mL，持续膀胱冲洗。

（李名钊）

第十章　膀　胱　手　术

◉ 腹腔镜膀胱癌根治术加原位回肠新膀胱术(经腹腔入路)

【病例简介】

男性，62 岁，间歇性肉眼血尿 1 个月余，B 超、CT 检查发现膀胱内多发占位病变，最大肿物大小约 38 mm×30 mm，膀胱镜肿物活检，病理报告为尿路上皮癌。

术前诊断：膀胱多发性肿瘤。

行经腹腔入路腹腔镜膀胱癌根治术、盆腔淋巴结清扫与原位回肠新膀胱术。(图 10-1)

图 10-1　经腹腔入路腹腔镜膀胱癌根治术、盆腔淋巴结清扫与原位回肠新膀胱术

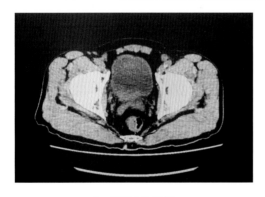

1. 术前 CT 平扫

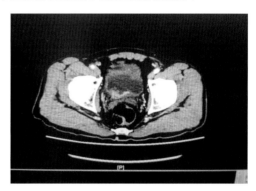

2. 术前 CT 增强扫描

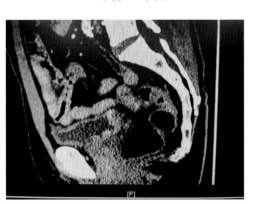

3. 术前 CT 矢状面

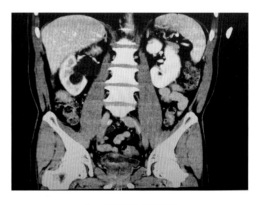

4. 术前 CT 冠状面

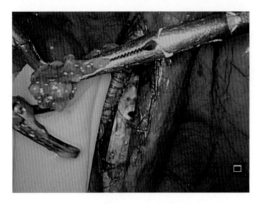

5. 清扫右侧髂血管旁淋巴结(1)

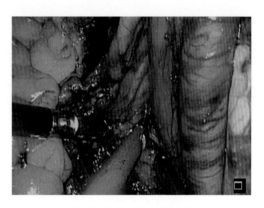

6. 清扫右侧髂血管旁淋巴结(2)

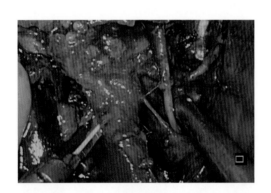

7. 分离右侧闭孔神经

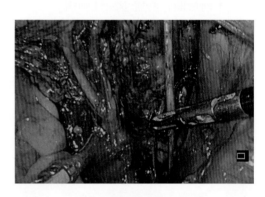

8. 清扫右侧闭孔旁淋巴结(1)

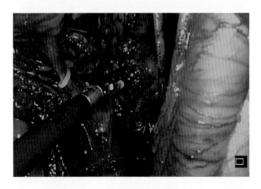

9. 清扫右侧闭孔旁淋巴结(2)

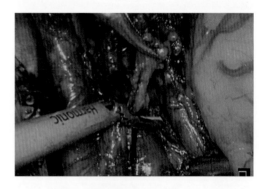

10. 同右侧法清扫左侧盆腔淋巴结

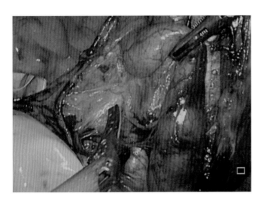

11. 分离右侧输尿管

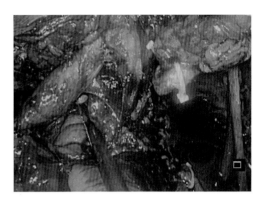

12. 分离左侧输尿管

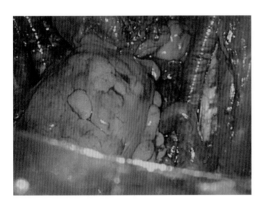

13. 双侧盆腔淋巴结清扫完毕

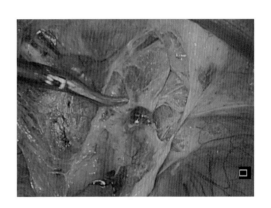

14. 分离膀胱前间隙

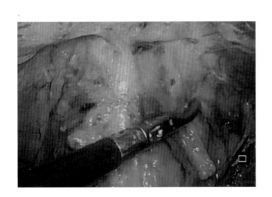

15. 分离前列腺背侧脂肪

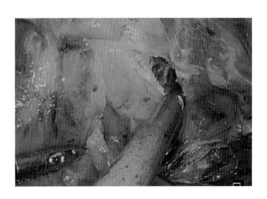

16. 切开左侧盆筋膜

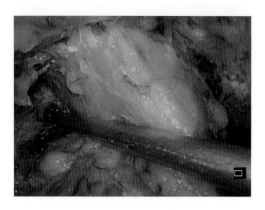

17. 分离右侧盆筋膜

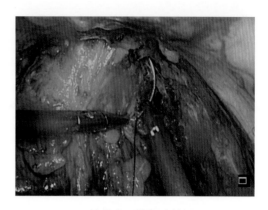

18. 缝扎背血管复合体(1)

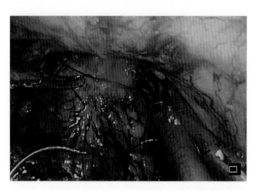

19. 缝扎背血管复合体(2)

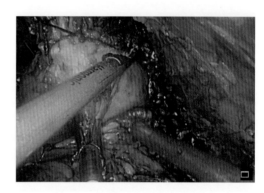

20. 缝扎完毕

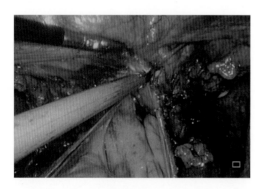

21. 分离膀胱后壁

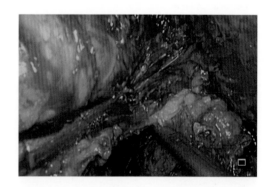

22. 分离膀胱右侧壁

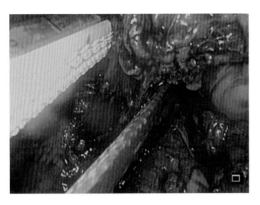

23. 电动血管切割器分离膀胱左壁

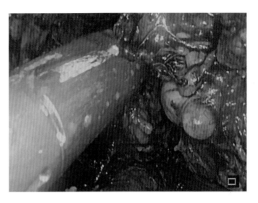

24. 电动血管切割器分离膀胱左壁

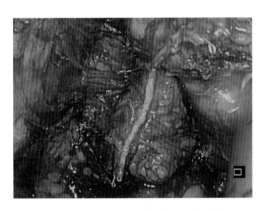

25. 电动血管切割器分离膀胱左侧壁（1）

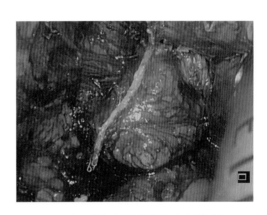

26. 电动血管切割器分离膀胱左侧壁（2）

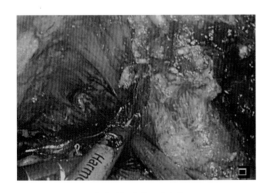

27. 分离前列腺左侧壁（1）

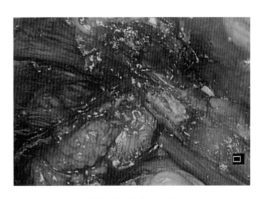

28. 分离前列腺左侧壁（2）

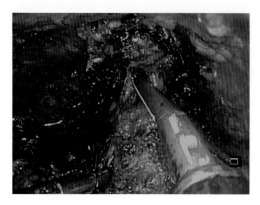

29. 直角钳分离尿道

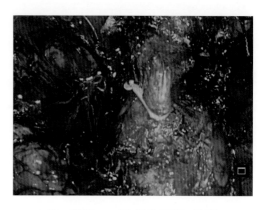

30. 用 Hem-o-lok 结扎尿道，防漏

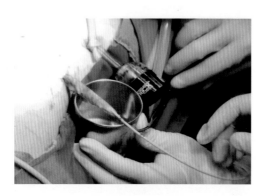

31. 将输尿管经皮引出

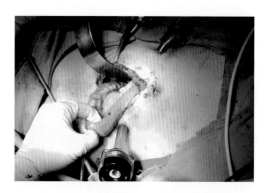

32. 脐下正中小切口取出回肠管

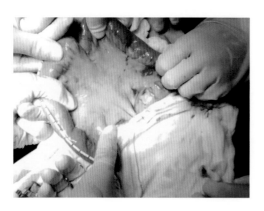

33. 测量回肠管长度

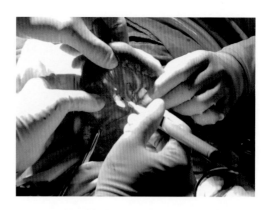

34. 距回盲瓣 15 cm 取 45 cm 回肠管

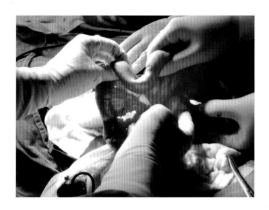

35. 分离肠系膜

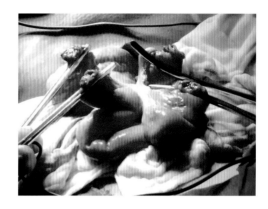

36. 切断肠管

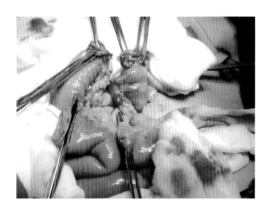

37. 消毒残端

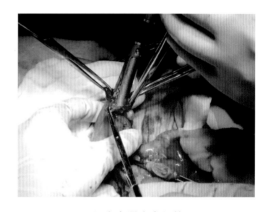

38. 肠吻合器吻合肠管(1)

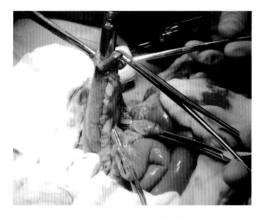

39. 肠吻合器吻合肠管(2)

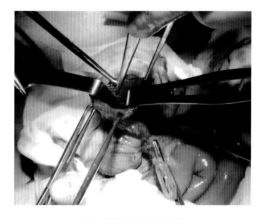

40. 调整对准吻合器

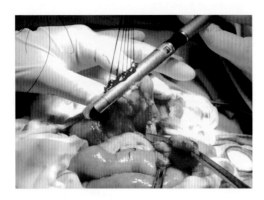

41. 吻合肠壁

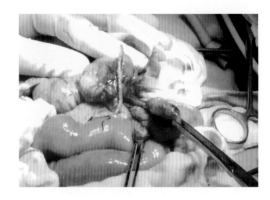

42. 恢复肠道完整性

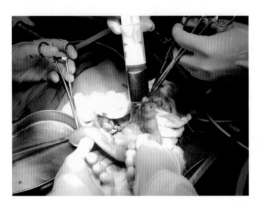

43. 冲洗肠管

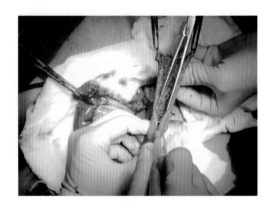

44. 沿肠系膜对缘剖开肠管(1)

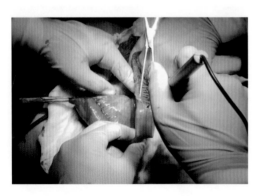

45. 沿肠系膜对缘剖开肠管(1)

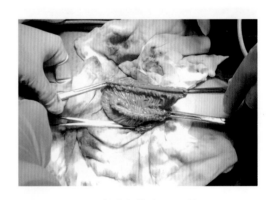

46. 折叠肠管为"W"形

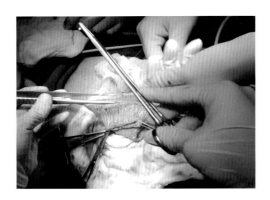

47. 吻合肠管

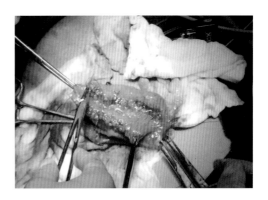

48. 用3－0可吸收缝线吻合肠管(1)

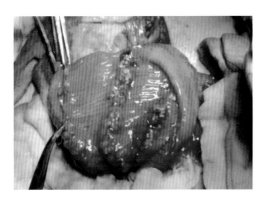

49. 用3－0可吸收缝线吻合肠管(2)

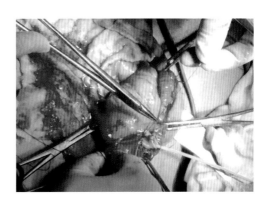

50. 用3－0可吸收缝合线吻合肠管(3)

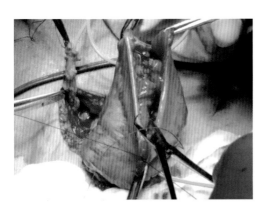

51. 新膀胱置入双侧输尿管

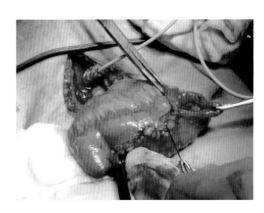

52. 缝合新膀胱

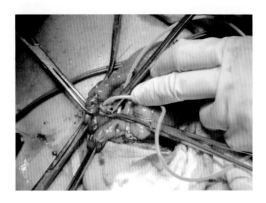

53. 固定输尿管

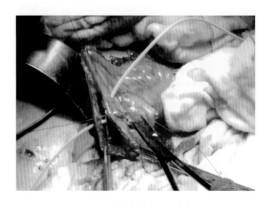

54. 双输尿管交叉引出

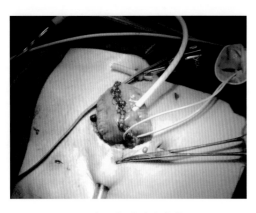

55. 留置新膀胱造瘘管

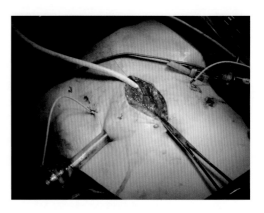

56. 关闭腹壁切口（1）

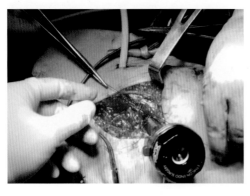

57. 关闭腹壁切口（2）

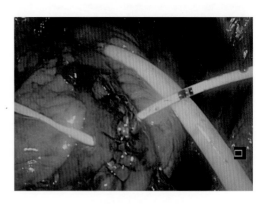

58. 新膀胱腹腔内观

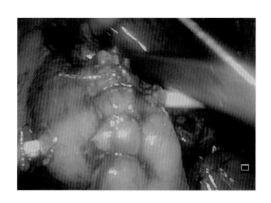

59. 新膀胱靠近尿道内口

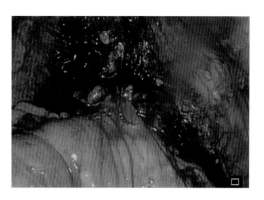

60. 用可吸收缝合线吻合新膀胱与尿道(1)

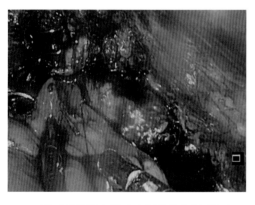

61. 用可吸收缝合线吻合新膀胱与尿道(2)

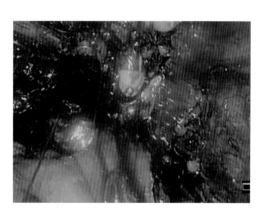

62. 用可吸收缝合线吻合新膀胱与尿道(3)

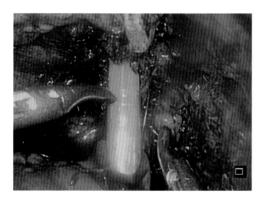

63. 置入尿管

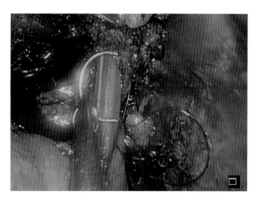

64. 用可吸收缝合线吻合新膀胱与尿道(4)

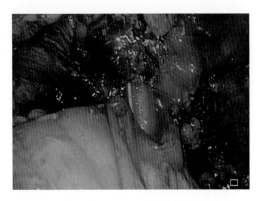

65. 用可吸收缝合线吻合新膀胱与尿道(5)

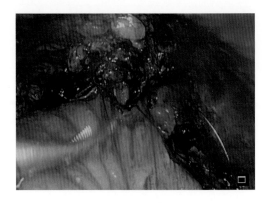

66. 用可吸收缝合线吻合新膀胱与尿道(6)

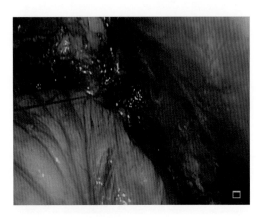

67. 新膀胱与尿管吻合完毕

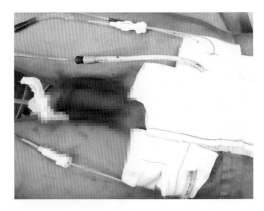

68. 术后引流管外观

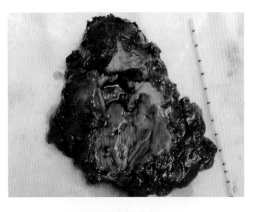

69. 肿瘤标本外观

（温星桥　韩跃辅　王喻）

腹腔镜膀胱癌根治术加回肠输出道术（经腹腔入路）

【病例简介】

男性，65 岁，间歇性肉眼血尿 2 个月余，B 超、CT 检查发现膀胱内多发占位病变，最大肿物大小约 38 mm×28 mm，膀胱镜肿物活检，病理报告为尿路上皮癌。

术前诊断：膀胱多发性肿瘤。

行经腹腔入路腹腔镜膀胱癌根治术、盆腔淋巴结清扫原位与回肠输出道术。（图 10-2）

图 10-2　经腹腔入路腹腔镜膀胱癌根治术、盆腔淋巴结清扫原位与回肠输出道术

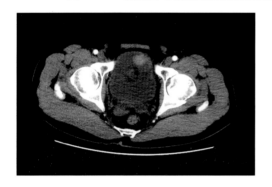

1. 术前 CT（见膀胱肿物）

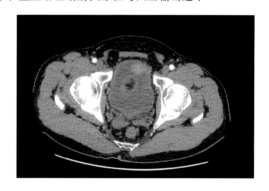

2. 术前 CT

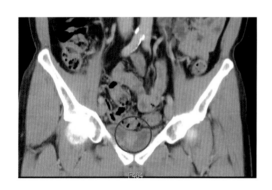

3. 术前 CT 冠状面（红圈示膀胱肿瘤）

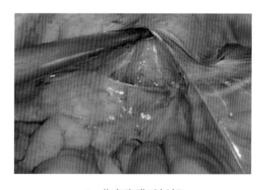

4. 分离腹膜反折部

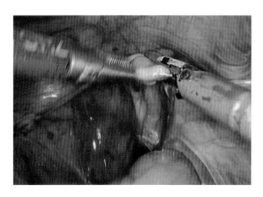

5. 切断输精管

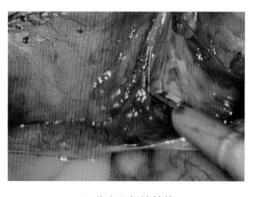

6. 分离左侧输精管

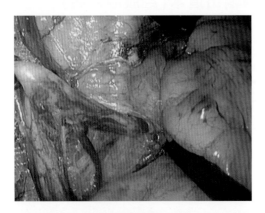

7. 分离左侧输尿管

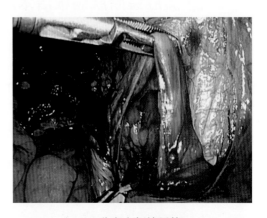

8. 分离右侧输尿管

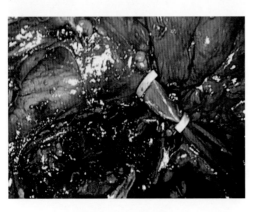

9. 结扎右侧输尿管

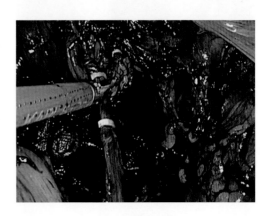

10. 切断输尿管

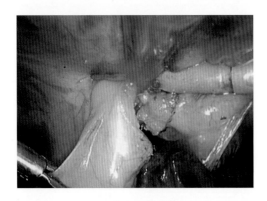

11. 分离膀胱前壁

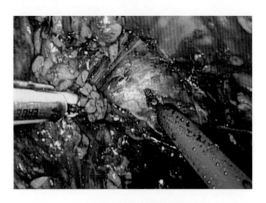

12. 分离右侧盆筋膜

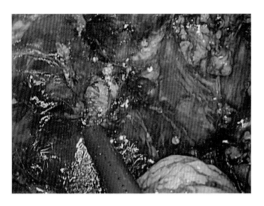

13. 分离左侧盆筋膜

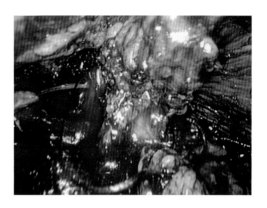

14. 缝前列腺背血管附合体

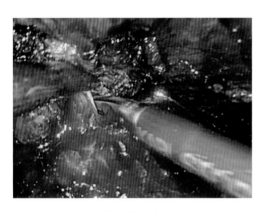

15. 剪短前列腺间部

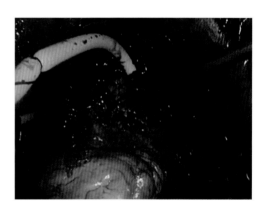

16. 完整切除膀胱

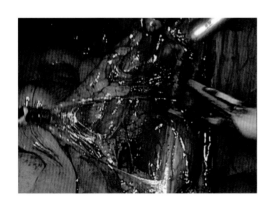

17. 清扫右侧髂血管旁淋巴结(1)

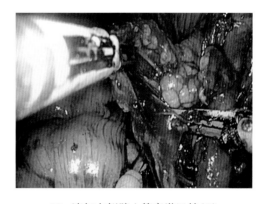

18. 清扫右侧髂血管旁淋巴结(2)

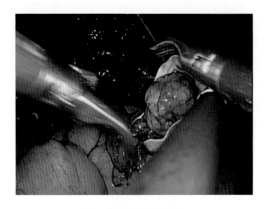

19. 淋巴结装袋（2）

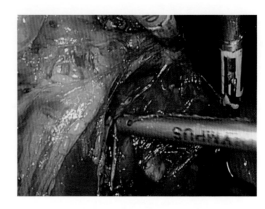

20. 清扫左侧髂血管旁淋巴结（1）

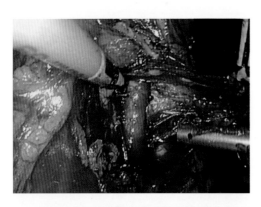

21. 清扫左侧髂血管旁淋巴结（2）

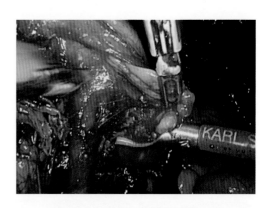

22. 清扫左侧髂血管旁淋巴结（3）

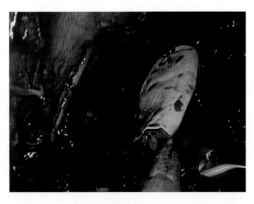

23. 淋巴结装袋（2）

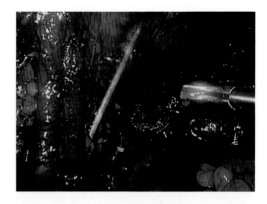

24. 清扫闭孔淋巴结

（温星桥　周青春　唐金琦）

单孔腹腔镜辅助膀胱部分切除术

【病例简介】

女性，32 岁，间歇性排尿时头晕不适 2 年余，伴血压升高，血压 180/105 mmHg，B 超、CT 检查发现膀胱顶部占位病变，大小约 30 mm×25 mm。

术前诊断：膀胱占位病变。

行单孔腹腔镜辅助膀胱部分切除术。（图 10 – 3）

图 10 – 3 单孔腹腔镜辅助膀胱部分切除术

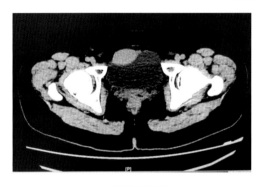

1. 术前 CT(1)

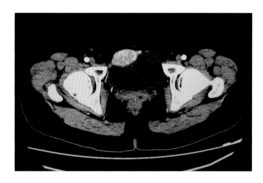

2. 术前 CT(2)

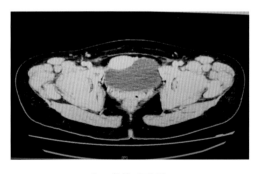

3. 术前 CT(3)

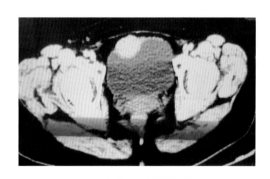

4. 术前 CT 增强扫描

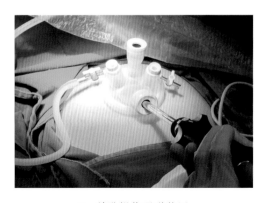

5. 单孔操作通道装置

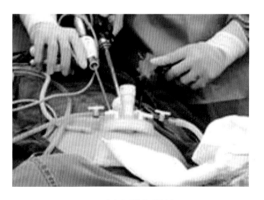

6. 置入操作器械

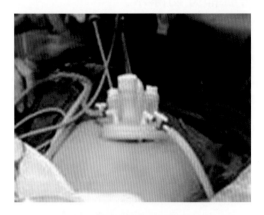

7. 单孔操作通道外观

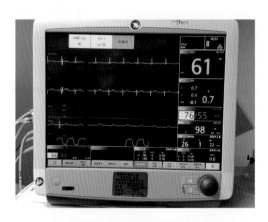

8. 术中触碰与切除瘤体后引起血压波动

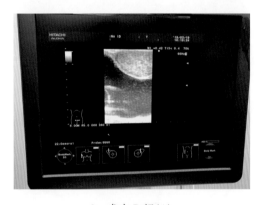

9. 术中 B 超（1）

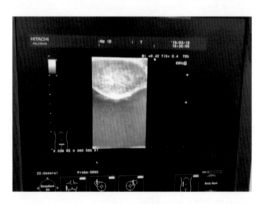

10. 术中 B 超（2）

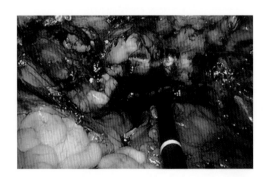

11. 腔内 B 超探头

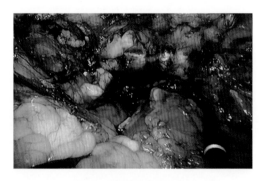

12. 探查肿瘤边界

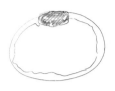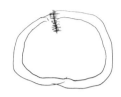

13. 切除肿物示意

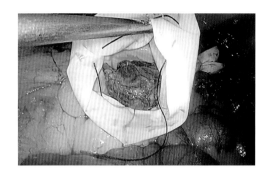

14. 肿物装袋(1)

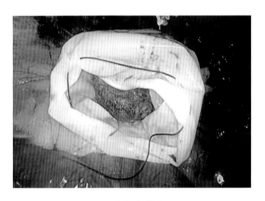

15. 肿物装袋(2)

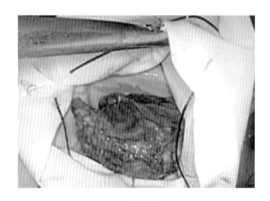

16. 肿物装袋(3)

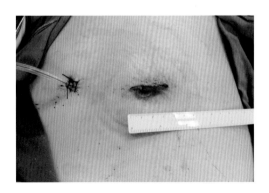

17. 术后切口

（温星桥　王喻　梁伟聪）

经尿道膀胱肿瘤电切术

【病例简介】

病情介绍：女性，60 岁，血尿 2 周，B 超与 CT 检查发现膀胱右侧占位性病变，大小约 8 mm × 6 mm，术前诊断膀胱肿瘤，T1MoNo。

行经尿道膀胱肿瘤电切术。（图 10 – 4）

图 10 – 4　经尿道膀胱肿瘤电切术

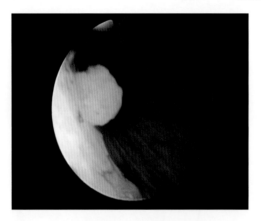

1. 膀胱镜检发现右侧壁肿物

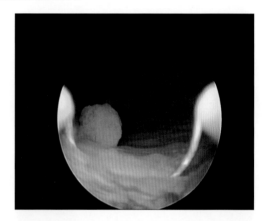

2. 肿物外观（1）

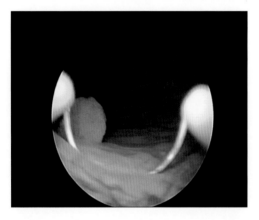

3. 肿物外观（2）

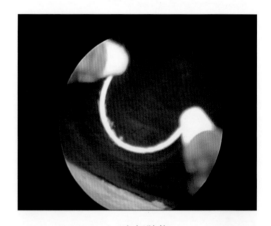

4. 电切肿物

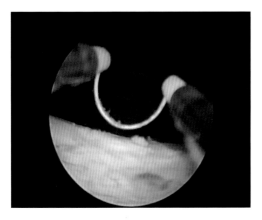

5. 肿物基底部

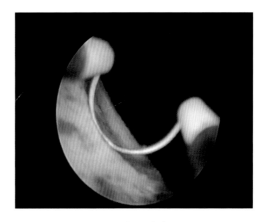

6. 电切基底部

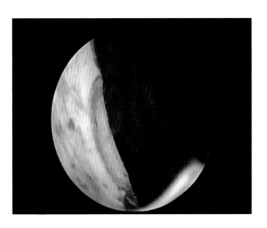

7. 电切后的基底部（1）

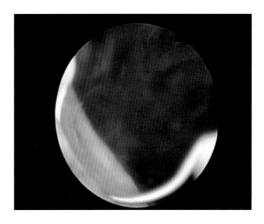

8. 电切后的基底部（2）

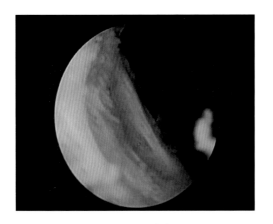

9. 电切后的基底部（3）

（温星桥　陈响秋　纪梓良）

第十一章　腹腔镜输尿管膀胱吻合术

◎ 单孔腹腔镜辅助输尿管膀胱再植术（经腹腔入路）

【病例简介】

男性，42 岁，右腹部渗液 3 个月余，有胃肠道肿瘤手术史，KUB 和 IVU 造影、CT 扫描提示右输尿管瘘，输尿管下段与膀胱交接处约 3 cm 造影剂缺失，盆腔引流管每月引出尿液 800 ～ 1 000 mL。

术前诊断：右侧输尿管瘘。

行经腹腔入路单孔腹腔镜辅助输尿管膀胱再植术。（图 11 - 1）

图 11 - 1　经腹腔入路单孔腹腔镜辅助输尿管膀胱再植术

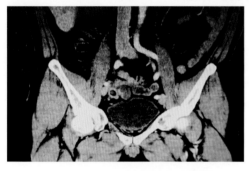

1. CT 平扫（1）（见右输尿管下段异常）

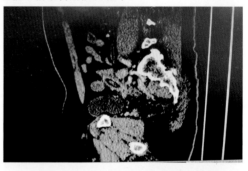

2. CT 平扫（2）（见右输尿管下段异常）

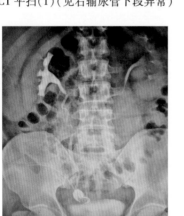

3. IVU 造影（1）（见右输尿管下段尿瘘）

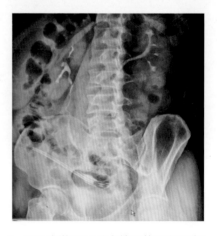

4. IVU 造影（2）（见右输尿管下段尿瘘）

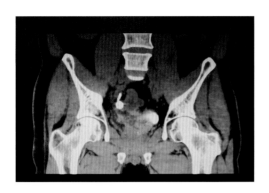

5. IVU 后 CT 扫描（1）

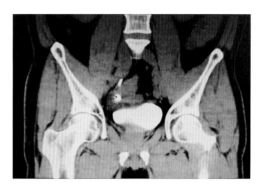

6. IVU 后 CT 扫描（2）

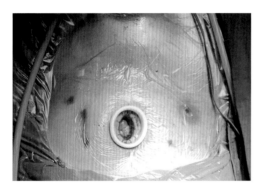

7. 置入单孔腹腔镜穿刺器

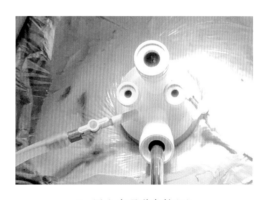

8. 置入多通道套件（1）

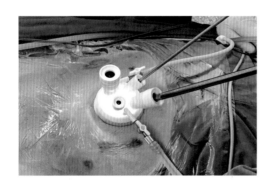

9. 置入多通道套件（2）

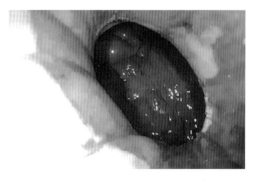

10. 单孔操作通道内观

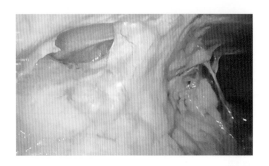

11. 腹腔内粘连

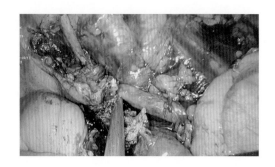

12. 分离粘连找到输尿管

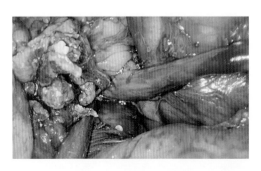

13. 游离输尿管至梗阻处

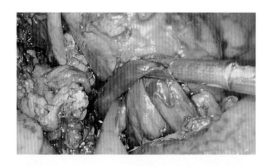

14. 分离输尿管

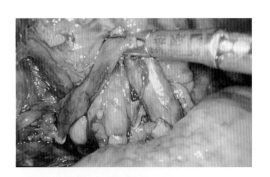

15. 分离输尿管，见远端漏尿

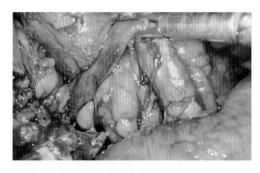

16. 游离输尿管

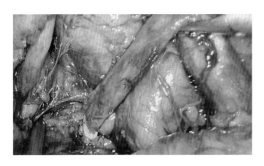

17. 用 Hem-o-lok 夹闭输尿管远端

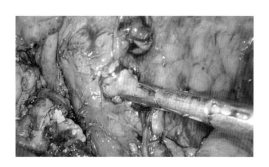

18. 切断输尿管

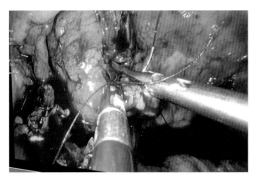

19. 用 3 - 0 微乔线作输尿管袖套状外翻缝合

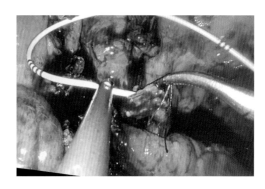

20. 逆行置入双 J 管(1)

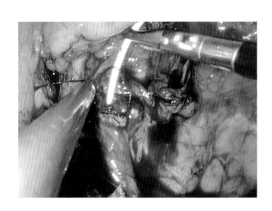

21. 逆行置入双 J 管(2)

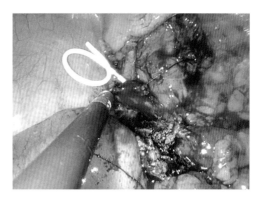

22. 逆行置入双 J 管(3)

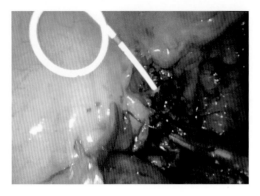

23. 设计从膀胱侧后壁再植输尿管

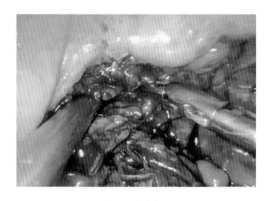

24. 切开膀胱侧后壁

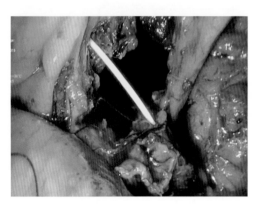

25. 向膀胱置入双 J 管远端

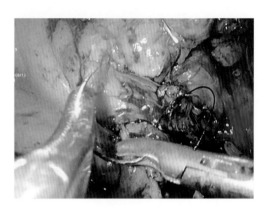

26. 用 2－0 微乔线把膀胱角与腰大肌牵拉缝合固定

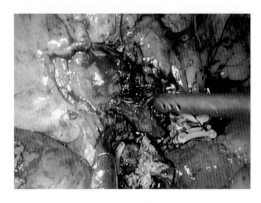

27. 用 3－0 微乔线吻合输尿管与膀胱

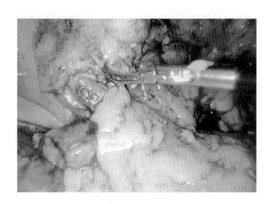

28. 输尿管膀胱再植后，表面覆盖大网膜

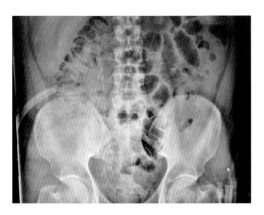

29. 术后复查见双 J 管位置良好，患者顺利
康复

（温星桥　王喻　梁伟聪）

第十二章　单孔腹腔镜辅助肾盂输尿管成形术

◉ 单孔腹腔镜辅助右侧肾盂输尿管离断成形术（经腹膜后腔入路）

【病例简介】

男性，28 岁，反复右腰痛半年余，CT 检查发现右肾重度积液，肾盂、输尿管连接部狭窄，核素 ECT 双肾扫描提示右肾功能重度下降，右肾肾小球滤过率 GFR 12.4 mL/min，左肾 GFR 41 mL/min。

术前诊断：右侧肾盂输尿管连接部狭窄，右肾重度积水并功能不全。

行经腹膜后腔入路单孔腹腔镜辅助右侧肾盂输尿管离断成形术。（图 12 - 1）

图 12 - 1　经腹膜后腔入路单孔腹腔镜辅助右侧肾盂输尿管离断成形术

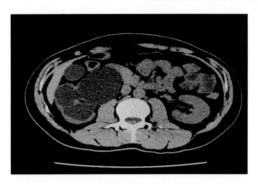

1. 术前 CT 平扫

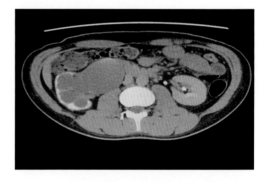

2. 术前 CT 增强扫描（1）

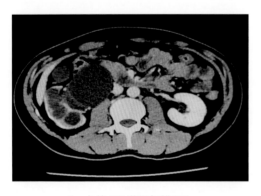

3. 术前 CT 增强扫描（2）

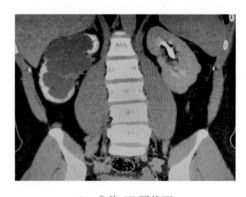

4. 术前 CT 冠状面

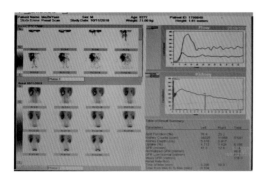

5. 核素双肾检查(1)

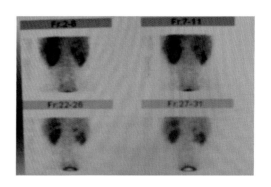

6. 核素双肾检查(2)

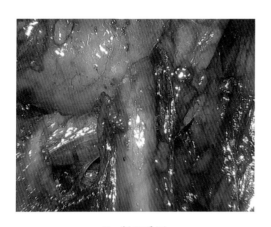

7. 肾盂受压

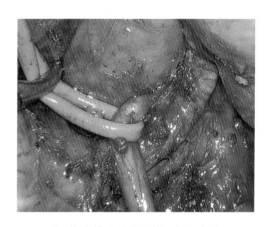

8. 橡皮筋悬吊输尿管，便于牵引

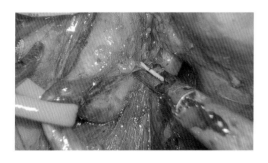

9. 分离肾盂输尿管连接部(UPJ)

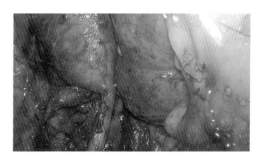

10. 发现输尿管局部狭窄

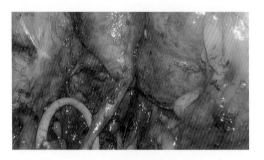

11. UPJ 部位狭窄

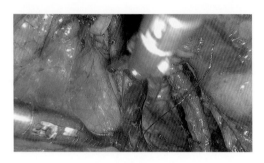

12. 分离 UPJ(1)

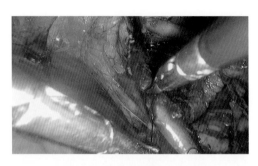

13. 分离 UPJ(2)

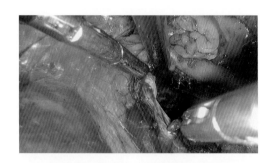

14. 剪短 UPJ 连接部

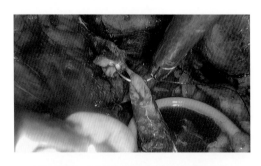

15. 用 4-0 可吸收缝合线缝合后壁(1)

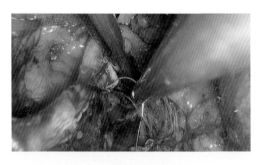

16. 缝合后壁(1)

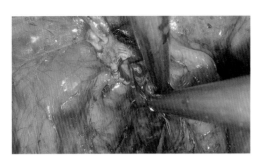

17. 缝合后壁(2)

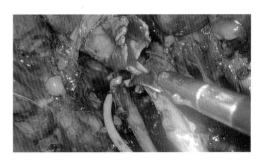

18. 缝合后壁(3)

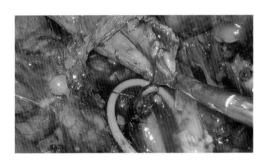

19. 裁剪多余的肾盂

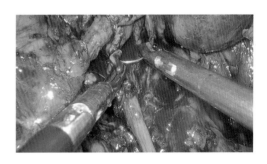

20. 缝合后壁(4)

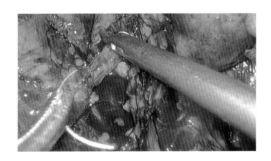

21. 缝合后壁(5)

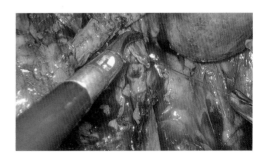

22. 缝合后壁(6)

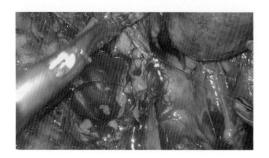

23. 缝合侧壁(1)

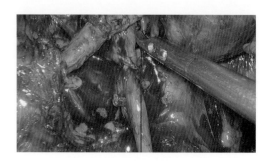

24. 缝合侧壁(2)

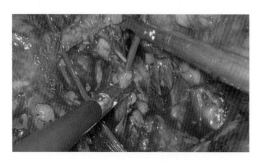

25. 插入双 J 管(1)

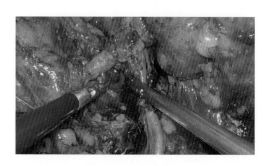

26. 插入双 J 管(2)

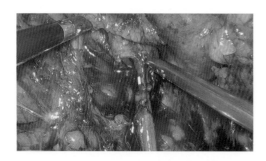

27. 双 J 管放置良好

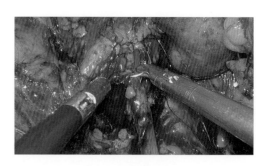

28. 缝合左侧壁(1)

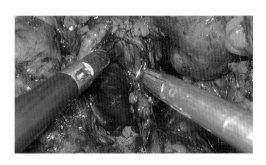

29. 缝合左侧壁（2）

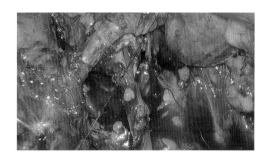

30. 缝合左侧壁（3）

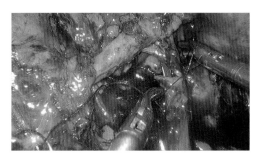

31. 缝合左侧壁（4）

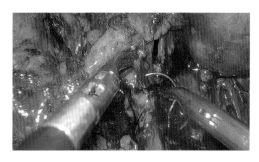

32. 缝合前壁（1）

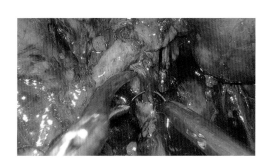

33. 缝合前壁（2）

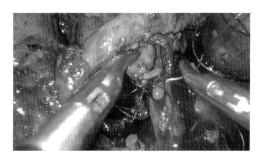

34. 缝合前壁（3）

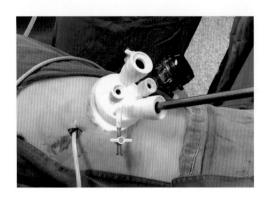

35. 留置引流管及单孔通道外观

（温星桥　李腾成　祝炜安）

第十三章 末段可弯曲输尿管镜碎石术

末段可弯曲输尿管镜左肾钬激光碎石术

【病例简介】

男性，35 岁，左腰隐痛半年余，B 超检查提示左肾结石，大小约 17 mm×10 mm，左肾积液，X 线腹部平片提示左肾结石。

术前诊断：左肾结石并左肾积液。

行末段可弯曲输尿管镜左肾钬激光碎石术。（图 13-1）

图 13-1 末段可弯曲输尿管镜左肾钬激光碎石术

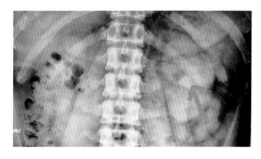

1. 术前 X 线片见左肾盂结石（箭头示结石）

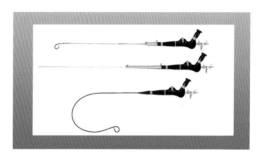

2. 末端可弯曲镜（1）

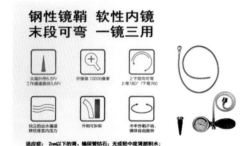

3. 末端可弯曲镜（2）

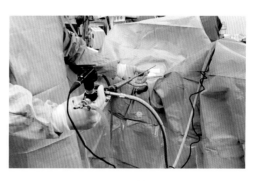

4. 置镜

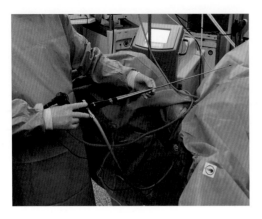

5. 伸展镜鞘

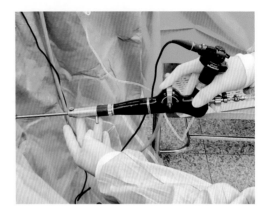

6. 置入镜体

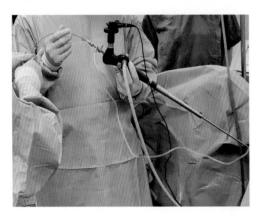

7. 导丝引导

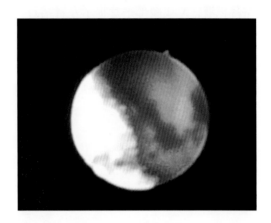

8. 见到肾盂结石

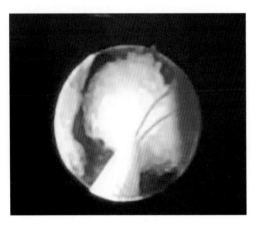

9. 套石袋套石

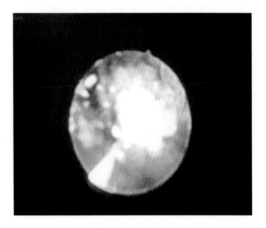

10. 激光对准结石碎石

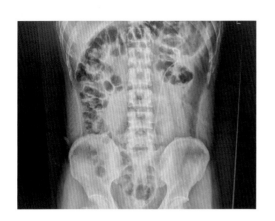

11. 碎石后复查

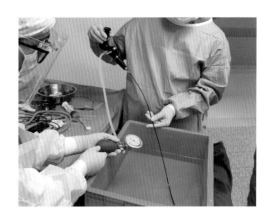

12. 术后测漏

（温星桥　王喻　赖文杰　祝炜安）

第十四章　硕通镜钬激光碎石取石术

◎ 输尿管硕通镜碎石术（经自然通道碎石清石）

【病例简介】

男性，25 岁，反复左腰痛半年余，CT 检查发现左肾结石，大小约 25 mm×20 mm。

术前诊断：左肾结石并肾积水。

行输尿管硕通镜碎石术（经自然通道碎石清石）。（图 14－1）

图 14－1　输尿管硕通镜碎石术（经自然通道碎石清石）

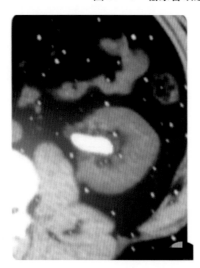

1. 术前 CT（见左肾结石）

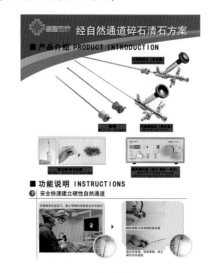

2. 硕通镜介绍

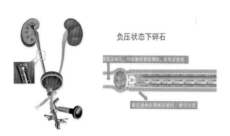

3. 负压状态下碎石

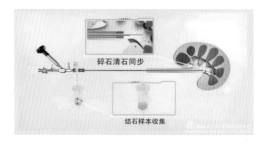

4. 碎石清石同步

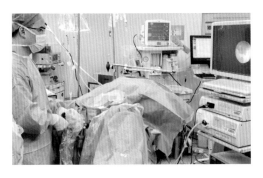

5. 碎石术外观

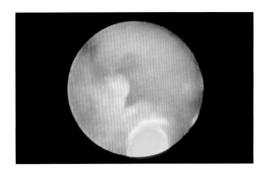

6. 激光碎石

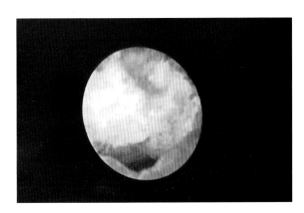

7. 结石外观

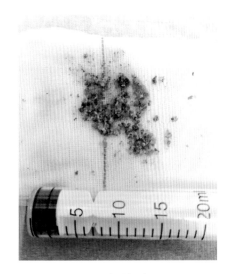

8. 碎石标本

（王喻　温星桥　祝炜安）

第十五章　输尿管软镜碎石取石术

◎ 输尿管软镜钬激光碎石取石术

【病例简介】

　　男性，43岁，腰痛不适2个月余，既往有经皮肾镜碎石取石术病史，CT检查提示左肾多发结石，分布于各盏，并肾积水。

　　术前诊断：左肾多发结石并肾积液。

　　行输尿管软镜钬激光碎石取石术。（图15－1）

图15－1　输尿管软镜钬激光碎石取石术

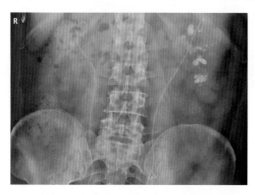
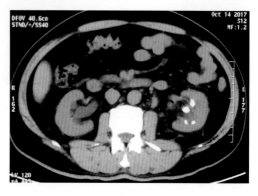

1. 术前X线片 　　　　　　　　　　　2. 术前CT平扫

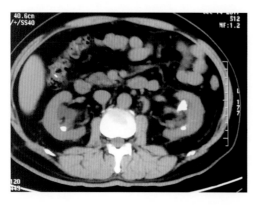
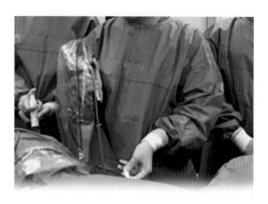

3. 术前CT 　　　　　　　　　　　4. 以软镜碎石

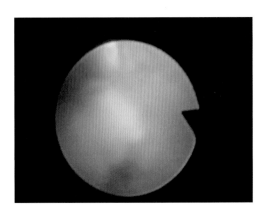

5. 钬激光碎石

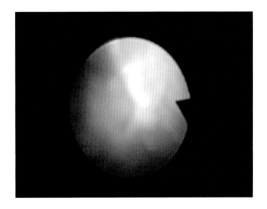

6. 击碎结石

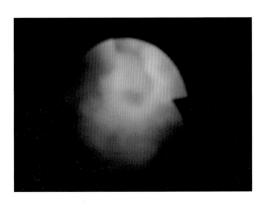

7. 探查各盏

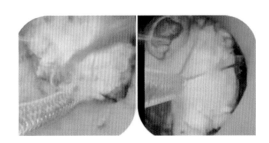

8. 联合取石篮等工具

（温星桥）

第十六章　经皮肾镜碎石取石术

◉ 经皮肾镜钬激光碎石取石术

【病例简介】

男，39岁，右侧腰背痛1年余入院。腹部平片及CT平扫示右肾盂肾盏铸形结石，大小约66 mm×38 mm。

术前诊断：右侧肾铸型结石。

行经皮肾镜钬激光碎石取石术。（图16-1）

图16-1　经皮肾镜钬激光碎石取石术

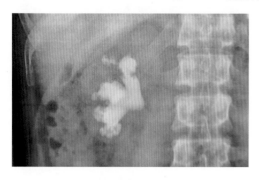

1. 术前腹部X线片

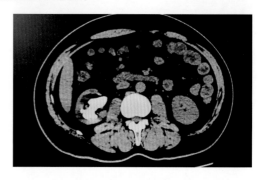

2. 术前CT平扫

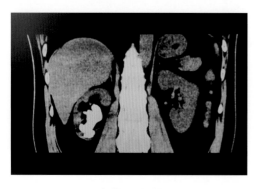

3. 术前CT冠状面

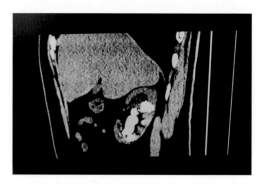

4. 术前CT

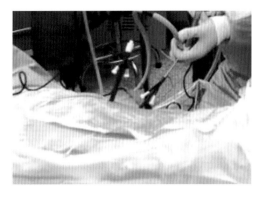

5. 建立取石通道

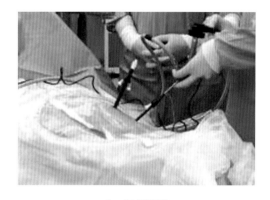

6. 穿刺通道

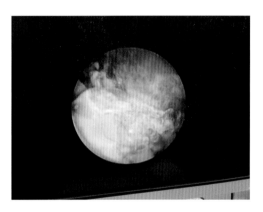

7. 见到结石，质地坚硬

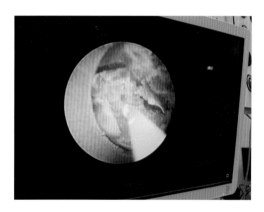

8. 钬激光碎石

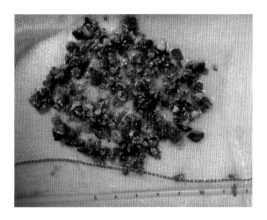

9. 清除的部分结石碎块

（温星桥　陈忠　续奇志　孙东麟）

◎ 经皮肾镜气压弹道碎石取石术 1

【病例简介】

男性，50 岁，腰痛不适 3 个月余，CT 发现右侧肾脏多发性结石，并肾积水。

术前诊断：右侧肾多发结石并肾积液。

行经皮肾镜气压弹道碎石取石术。（图 16 – 2）

图 16 – 2　经皮肾镜气压弹道碎石取石术 1

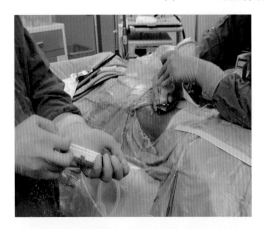

1．B 超引导穿刺

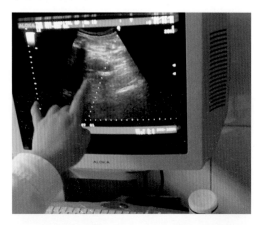

2．术前 B 超

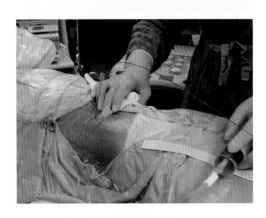

3．置入安全导丝

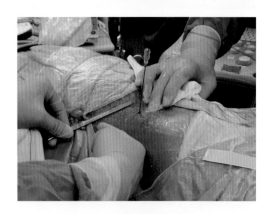

4．穿刺成功

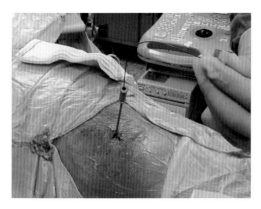

5. 穿刺6F扩张鞘

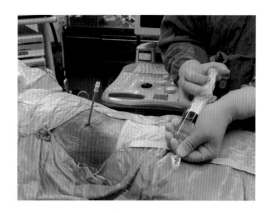

6. 穿刺8F扩张鞘

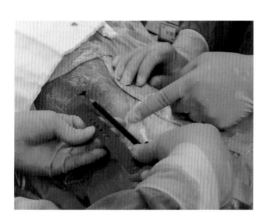

7. 测量置入18F鞘(1)

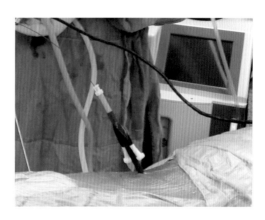

8. 测量置入18F鞘(2)

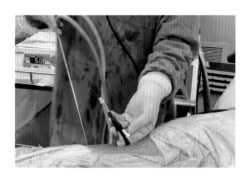

9. 置入18F鞘

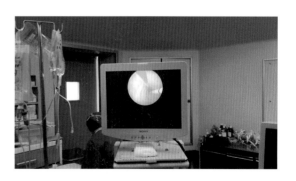

10. 进镜检查肾脏结石

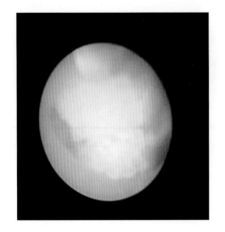

11. 见到结石

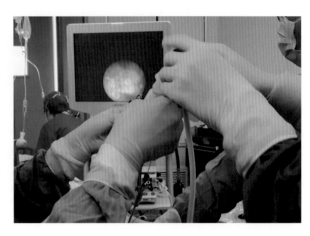

12. 开始碎石

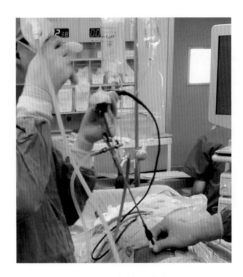

13. 击碎结石(1)

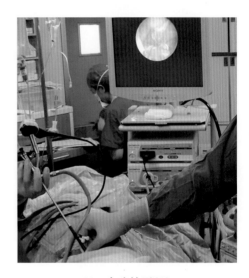

14. 击碎结石(2)

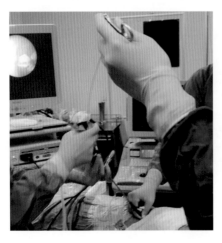

15. 取出碎石

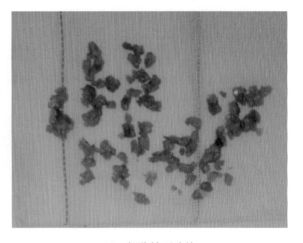

16. 部分结石碎块

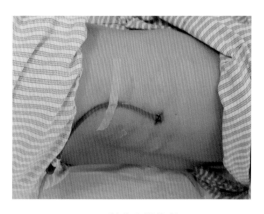

17. 肾造瘘管外观

（温星桥　王喻　孙东麟）

经皮肾镜气压弹道碎石取石术 2

【病例简介】

男性，56 岁，右腰痛不适 3 个月余，CT 发现右肾多发结石，并肾积水。

术前诊断：右侧肾多发结石并肾积液。

行经皮肾镜气压弹道碎石取石术。（图 16 – 3）

图 16 – 3　经皮肾镜气压弹道碎石取石术 2

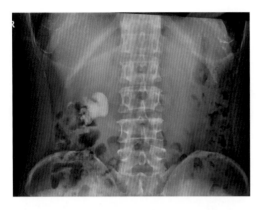

1. 术前 X 线片

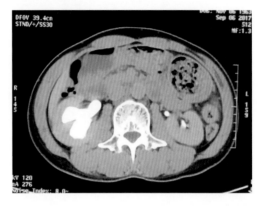

2. 术前 CT 平扫

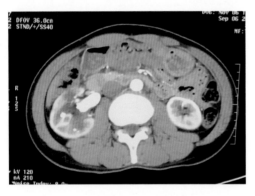

3. 术前 CT 增强扫描

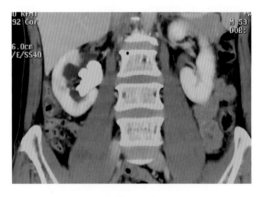

4. 术前 CT 冠状面

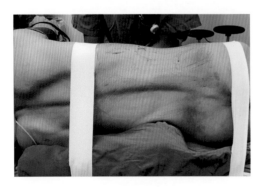

5. 侧卧位垫高腰桥

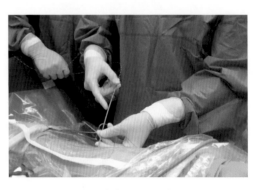

6. 穿刺取石通道

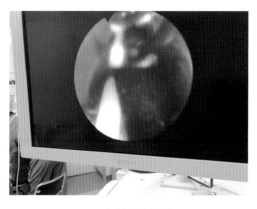

7. 穿刺进入肾脏

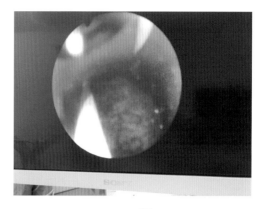

8. 见到结石

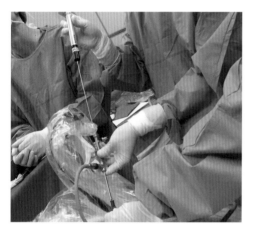

9. 气压弹道碎石

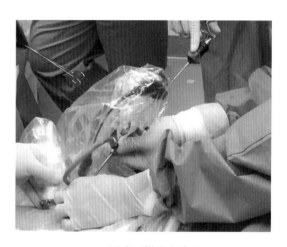

10. 用取石钳取出碎石

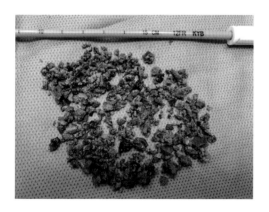

11. 结石碎块

（温星桥　杨少东　纪梓良　陈响秋）

第十七章　膀胱镜碎石取石术

◎ 膀胱镜下膀胱碎石取石术

【病例简介】

男性，65 岁，排尿困难半年余，B 超提示膀胱多发性结石，前列腺轻度增生。

术前诊断：膀胱多发结石，前列腺增生症。

行膀胱镜下膀胱碎石取石术。（图 17 – 1）

图 17 – 1　膀胱镜下膀胱碎石取石术

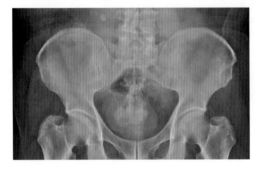

1. 术前 X 线片（见膀胱多发结石）

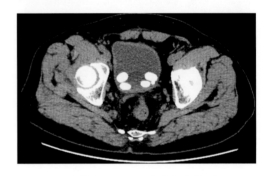

2. 术前 CT（1）（见膀胱多发结石）

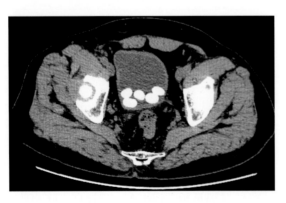

3. 术前 CT（2）（见膀胱多发结石）

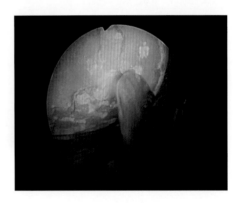

4. 气压弹道碎石（1）

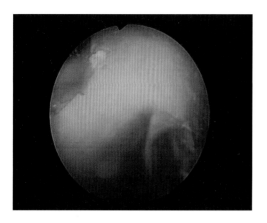

5. 击碎结石(1)

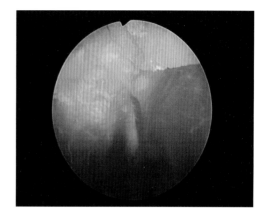

6. 击碎结石(2)

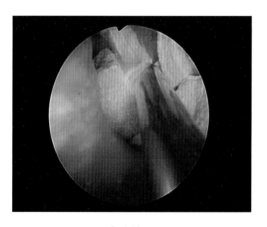

7. 击碎结石(3)

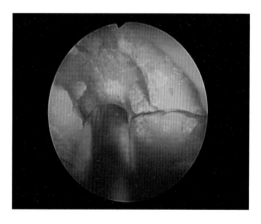

8. 气压弹道碎石(2)

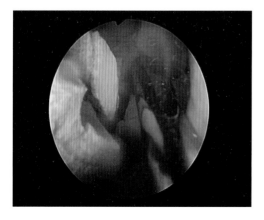

9. 避免损伤膀胱黏膜

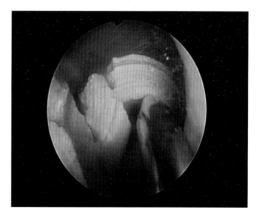

10. 充分击碎结石

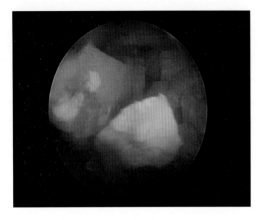

11. 冲出碎石

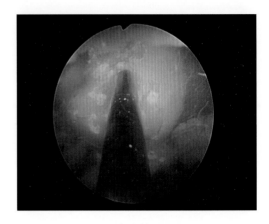

12. 击碎结石(4)

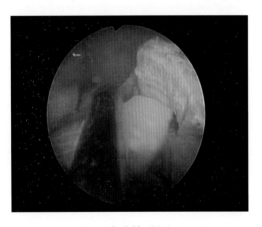

13. 击碎结石(5)

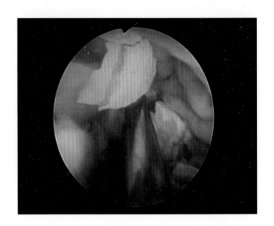

14. 击碎结石(6)

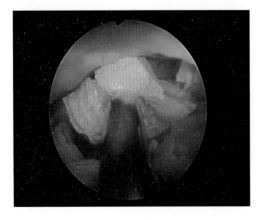

15. 击碎结石(7)

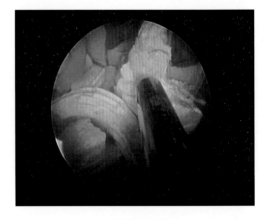

16. 击碎结石核心

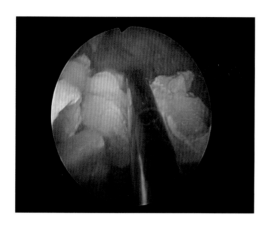

17. 碎石完毕

（温星桥　杨少东　纪梓良）

第十八章　开放性肾切除术

◎ 开放性右侧脓肾切除术

【病例简介】

女性，42 岁，因腰痛 1 个月余，加重伴发热 2 天入院，急性病容，呼吸急促，血压 80/45 mmHg，CT 提示右肾结石，右肾体积增大。

术前诊断：脓肾、右肾结石，尿源性败血症，感染性休克。

行开放性右侧脓肾切除术。（图 18 - 1）

图 18 - 1　开放性右侧脓肾切除术

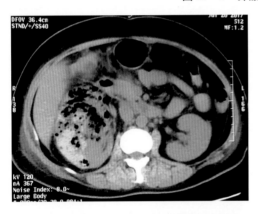

1. 术前 CT 平扫（见右肾脓肾）

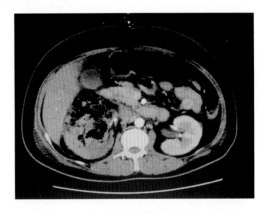

2. 术前 CT 增强扫描

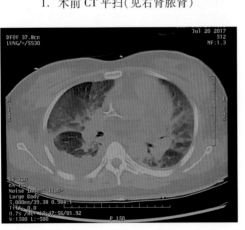

3. 术前 CT（见双肺广泛渗出）

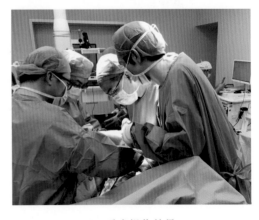

4. 手术操作外景

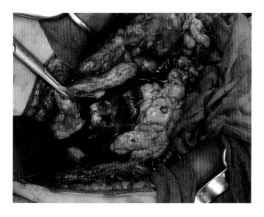

5. 术中见脓肾发黑

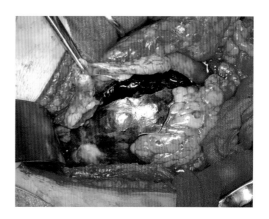

6. 脓肾外观，周围粘连严重

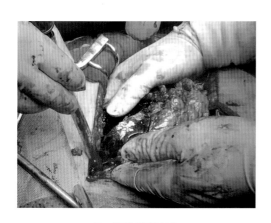

7. 切除脓肾(1)

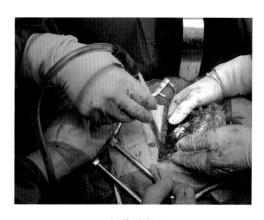

8. 切除脓肾(2)

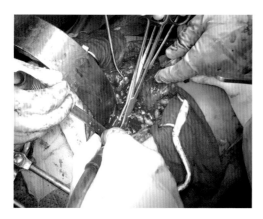

9. 结扎肾蒂(1)

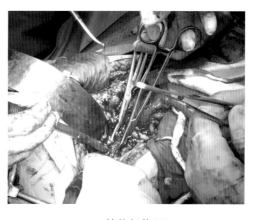

10. 结扎肾蒂(2)

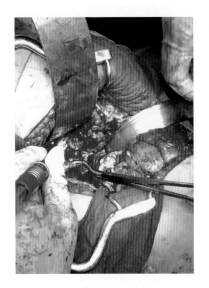

11.　肾蒂结扎妥善

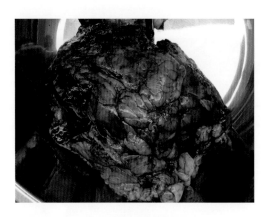

12.　切除后脓肾外观

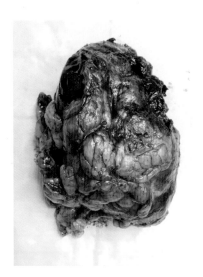

13.　脓肾标本

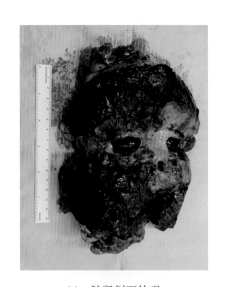

14.　脓肾剖面外观

（温星桥　续奇志　杨少东　纪梓良）

第十九章　尿道狭窄球囊扩张术

后尿道狭窄球囊导管扩张术

【病例简介】

男性，56岁，排尿困难尿线变细2年余，半年前于外院行经尿道前列腺电切术，术中发现后尿道狭窄，仅能通过18F尿道探子大小，当时予以扩张，可通过26F电切镜，手术后再次出现尿道狭窄。

术前诊断：后尿道狭窄，前列腺电切术后。

行后尿道狭窄球囊导管扩张术。（图19-1）

图19-1　后尿道狭窄球囊导管扩张术

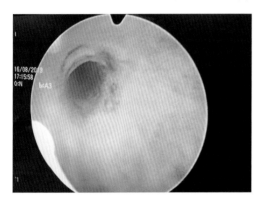

1. 术前膀胱尿道镜检查

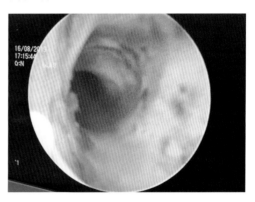

2. 后尿道狭窄（1）

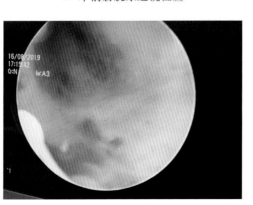

3. 后尿道狭窄（2）

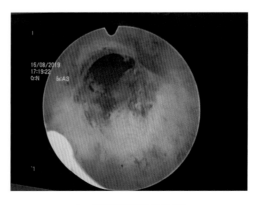

4. 膀胱尿道镜见狭窄

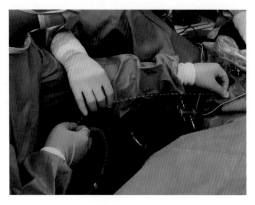

5. 置入膀胱镜

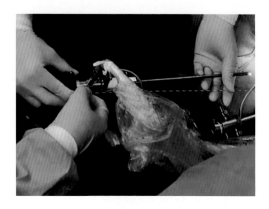

6. 对比导丝长度

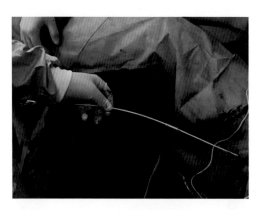

7. 置入巴德扩张球囊

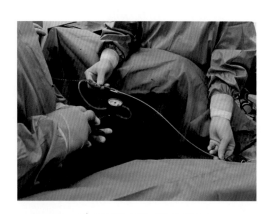

8. 精准放置球囊于狭窄处(1)

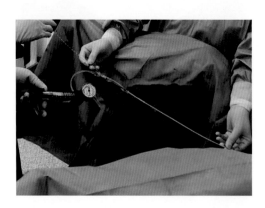

9. 精准放置球囊于狭窄处(2)

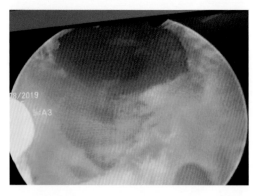

10. 扩张后的尿道

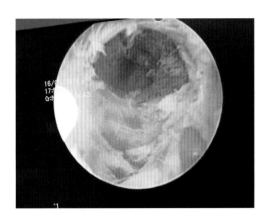

11. 扩张后所见

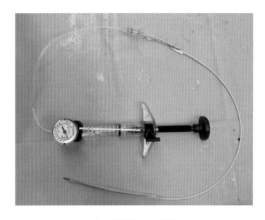

12. 扩张用的球囊

（温星桥　王喻　祝炜安）

第二十章　多通道肾周脓肿穿刺引流术

◉ B超引导多通道肾周脓肿穿刺引流术

【病例简介】

女性，80岁，左腰痛3个月余，CT提示左肾周多发性脓肿。

术前诊断：左肾多发性脓肿。

行B超引导多通道肾周脓肿穿刺引流术。（图20-1）

图20-1　B超引导多通道肾周脓肿穿刺引流术

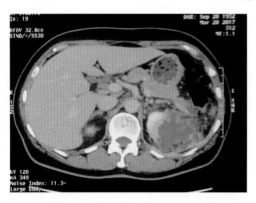

1. 术前CT平扫（见左肾周脓肿）

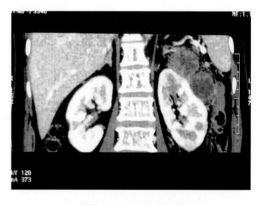

2. 术前CT增强扫描冠状面

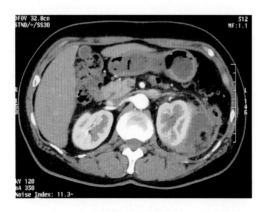

3. 术前CT增强扫描

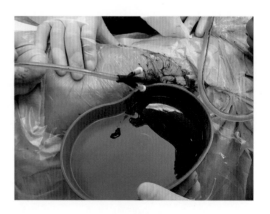

4. 穿刺引流

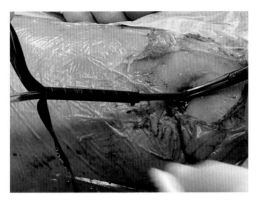

5. 退出穿刺鞘

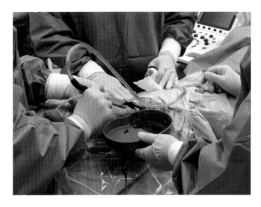

6. 吸出脓液(1)

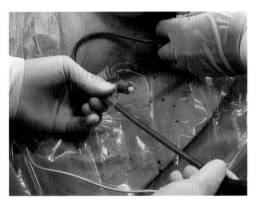

7. 吸出脓液(2)

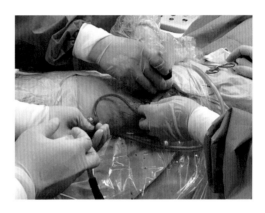

8. 穿刺另一通道

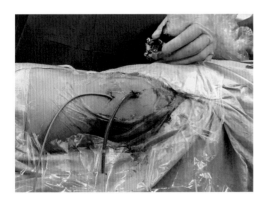

9. 2 个通道外观

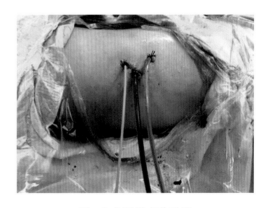

10. 3 个通道充分引流

（温星桥　杨少东　曾曦　纪梓良）

第二十一章　腹腔镜精索静脉高位结扎术

◈ 单孔腹腔镜辅助双侧精索静脉高位结扎术（经腹腔入路）

【病例简介】

男性，22岁，间歇阴囊坠胀痛半年余。B超检查发现双侧紧缩静脉曲张，左侧直径 2.5 mm，右侧直径 2.2 mm。

术前诊断：双侧精索静脉曲张。

行经腹腔入路单孔腹腔镜辅助双侧精索静脉高位结扎术。（图 21-1）

图 21-1　经腹腔入路单孔腹腔镜辅助双侧精索静脉高位结扎术

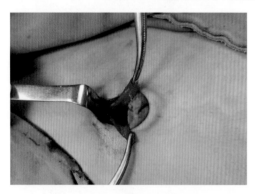

1. 脐下缘弧形小口切开

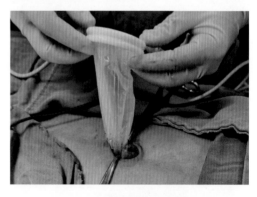

2. 置入单孔装置的内环

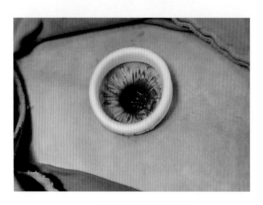

3. 折叠单孔通道内环

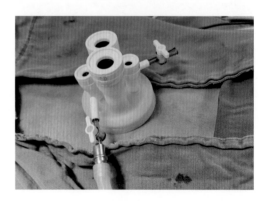

4. 置入单孔操作装置

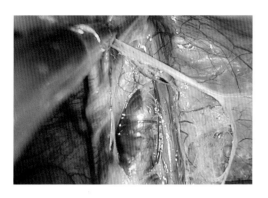

5. 切开右侧的侧腹膜

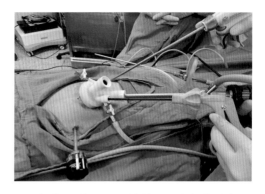

6. 操作通道置入器械外观，为操作方便，左下腹穿刺加入一个小曲卡

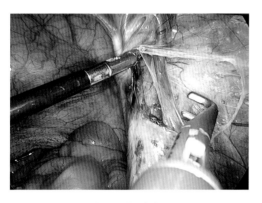

7. 分离右侧精索静脉

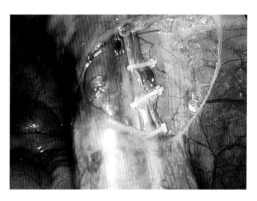

8. 用 Hem-o-lok 结扎精索静脉

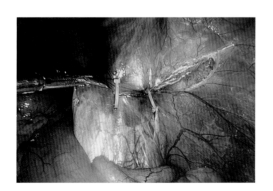

9. 剪断精索静脉，切除小段送病理检查，关闭侧腹膜

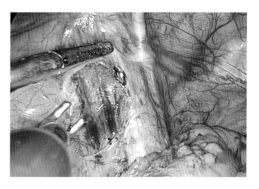

10. 分离左侧精索静脉

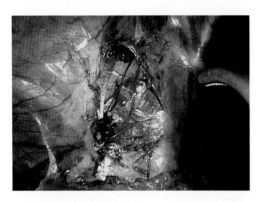

11. 结扎切断左侧精索静脉，小段送病理检查

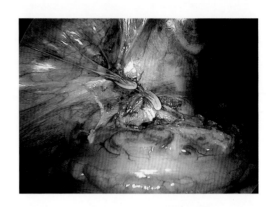

12. 用 Hem-o-lok 关闭侧腹膜

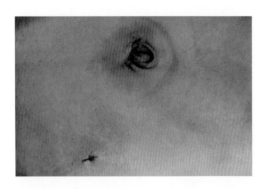

13. 术后脐部伤口外观

（温星桥　李腾成　谢旺龙）

第二十二章　机器人辅助腹腔镜手术

一、机器人辅助腹腔镜前列腺癌根治术

近年来，达芬奇机器人辅助技术在泌尿外科手术中逐步得到应用，使得临床开展更为精确、复杂的手术成为可能。

前列腺癌是欧美男性生殖系统最常见的恶性肿瘤，在全球癌症统计中，前列腺癌是第二常见的癌症，在全球男性癌症死亡原因中排第六位。近年来，我国的前列腺癌发病率逐年上升，尤其威胁中老年男性健康。

前列腺癌根治术是针对早期前列腺癌的一种根治性疗法，术中切除前列腺和精囊，将膀胱与尿道残端进行吻合，恢复排尿，在部分患者可切除区域淋巴结。

前列腺癌根治术主要包括三种类型术式：传统的开放性耻骨后前列腺癌根治术（radical rebropubic prostatectomy，RRP）、腹腔镜前列腺癌根治术（laparoendoscopic radical prostatectomy，LRP）、达芬奇机器人辅助腹腔镜前列腺癌根治术（Robot-assisted laparo-scopic radical prostatectomy，RALRP）。

前列腺在狭小的盆腔内，四周有盆筋膜和静脉丛包围，位置较深，且需要精细剥离，手术中容易出血。RRP需在下腹部作较大的切口，甚至要劈开耻骨，手术创伤大、失血多，对周围脏器的损伤较大，患者术后并发症也较多。因此，近年来，已基本被腹腔镜微创伤手术替代。

LRP一直是泌尿外科微创手术界公认最难的手术之一，较RRP创伤减小，但需要术者在非立体视野下，于狭窄的人体盆腔深部完成大量的分离止血、缝合打结、功能重建等复杂外科操作。

RALRP的出现在前列腺癌治疗史上具有里程碑式的意义。文献报道认为：相比RRP和LRP，RALRP能达到相同的治疗效果，术中出血更少，且在术后控尿功能和勃起功能的恢复方面更有优势。

为什么达芬奇机器人手术系统最适合前列腺癌根治术？

达芬奇机器人手术系统具有高度放大且清晰的三维视野、精细灵活的机械手臂、减轻术中疲劳等明显优势，可应用于泌尿外科的大部分病种。

空间越小，手术精确度要求越高，手术的复杂性越高、难度越大，机器人手术的优势也就越明显。因此，前列腺根治术是其最佳适应证，也是展现其价值的最好体现。

机器人手术系统使前列腺癌根治术变得相对容易、简单，手术视野更宽广、清晰，手术解剖更细致，出血少，手术缝合更精细、准确。

文献报道，行达芬奇机器人辅助手术的患者，术中出血量减少术后恢复较快，住院天数减少，术后尿失禁、切缘阳性等并发症也明显减少，性功能恢复效果较好。

二、达芬奇机器人手术系统的组成和优缺点

（一）达芬奇机器人手术系统的组成

　　达芬奇机器人手术系统由三个部分组成：①手术医师的操作主控台；②机械臂、摄像臂和手术器械组成的位于手术床边的移动平台；③三维成像视频影像平台。

　　手术时，主刀医生通过三维视觉系统和动作定标系统操作控制，医生手臂、手腕和手指的动作通过传感器在计算机中记录下来，并同步翻译给机器手臂，机械手臂的前端安装各种特殊的手术器械模拟外科医生的技术动作，完成手术操作。

　　通俗地说，手术主刀医生坐在一旁，就像打游戏机一样操作，精准高效地操控机械手，就可完成手术，手术的安全性和精准性得到提高。

（二）达芬奇机器人手术系统的优点

　　（1）术者取坐位进行操作，降低了外科医生的劳动强度，适合复杂和长时间的手术。

　　（2）具有视觉景深的高清晰3D成像系统，没有杠杆作用，操作更符合直觉。

　　（3）滤除了人手的生理性震动，增强操作稳定性；按比例缩小操作的动作幅度提高了手术精确性；术者头部离开目镜，手术器械即被原位固定，提高了安全性。

　　（4）7个自由度的手术器械极大提高了操作的灵活性。

　　（5）术野被放大10～15倍，使用更精细、灵活和稳定的器械，使常规腹腔镜手术难度较大的缝合和吻合操作变得简单方便，在前列腺癌根治术中更好地保护血管神经束和勃起功能。

　　（6）操作直观，便于学习掌握，学习曲线比传统腹腔镜外科手术更短。

　　（7）使远程手术成为可能。相比腹腔镜手术，机器人手术的出现是外科手术史上的一次新的技术革命。

（三）达芬奇机器人手术系统的缺点

　　（1）设备的购置和维护需要一定的费用。

　　（2）术者对手术野内的组织器官没有触觉感知。

　　（3）机器人系统技术的复杂性，使用中要注意机械故障的发生概率，如果出现故障，需要随时改为其他术式。

　　（4）人体内操作空间小，机器手器械之间容易发生碰撞等，需要在工作中不断完善。

（四）达芬奇机器人辅助前列腺癌根治术的适应证与禁忌证

　　要综合患者的临床分期、预期寿命和健康状况进行考虑决定。

　　尽管手术没有硬性的年龄界限，但应告知患者，70岁以后伴随年龄增长，手术并发症及死亡率将会增加。

临床分期：适应于局限性前列腺癌，临床分期 T1 ～ T2c 的患者。

预期寿命：预期寿命≥10 年者则可选择根治术。

健康状况：前列腺癌患者多为高龄男性，并发症的发生率与身体状况密切相关。

因此，只有身体状况良好，没有严重的心肺肝肾等脏器疾病的患者，适于根治术。

PSA 或 Gleason 评分高危患者的处理：对于 PSA >20 或 Gleason 评分≥8 的局限性前列腺癌患者符合上述分期和预期寿命条件的，根治术后可给予其他辅助治疗。

禁忌证：①患有显著增加手术危险的疾病，如严重的心血管疾病、肺功能不良等；②患有严重出血性疾病或血液凝固性疾病；③已有广泛转移的患者；④预期寿命较短。

在不久的将来，随着机器人技术的改进、术者经验的积累，机器人手术的安全性将会更好、患者恢复更快、手术疗效更加显著，整体手术效果更加满意。展望未来，机器人在泌尿外科领域的应用会更加广泛，能使患者获得最佳的外科治疗效果。

（温星桥　王喻　高新）

机器人辅助腹腔镜前列腺根治术(经腹腔入路)

【病例简介】

男性，67 岁，因排尿不畅 5 个月余入院，血 PSA 为 70 μg/L，明显升高。磁共振检查提示前列腺增大，大小约 48 mm×45 mm×40 mm，盆腔淋巴结无肿大，穿刺活检为前列腺癌，Gleason 评分为 5＋4＝9 分，核素全身骨扫描提示全身未见骨转移。

术前诊断：前列腺癌(T2N0M0)。

行经腹腔入路机器人辅助腹腔镜前列腺根治术。(图 22－1)

图 22－1　经腹腔入路机器人辅助腹腔镜前列腺根治术

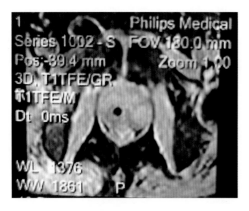

1. 前列腺磁共振图像(1)

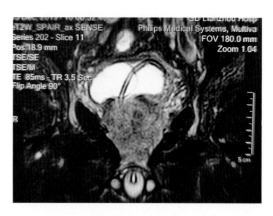

2. 前列腺磁共振图像(2)

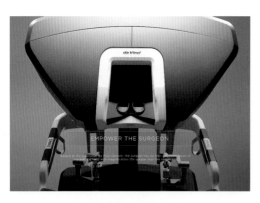

3. 机器人操作平台

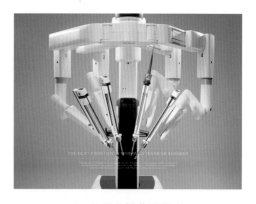

4. 机器人操作臂外观

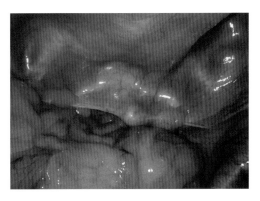

5. 盆腔内面观

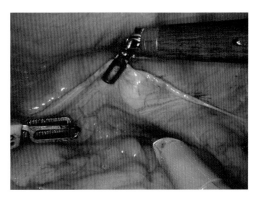

6. 分离直肠反折部腹膜

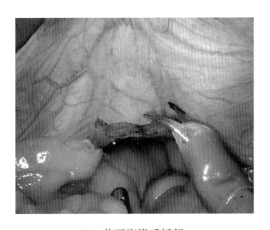

7. 剪开腹膜反折部

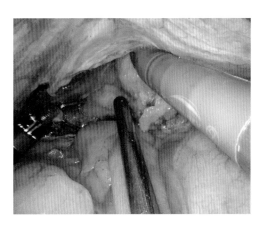

8. 分离精囊（1）

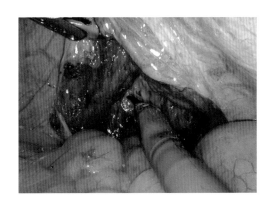

9. 分离精囊（2）

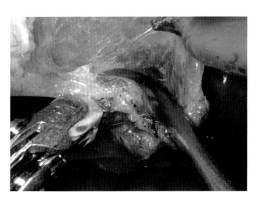

10. 分离耻骨后间隙

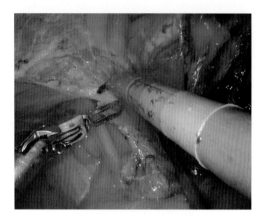

11. 分离耻骨后脂肪

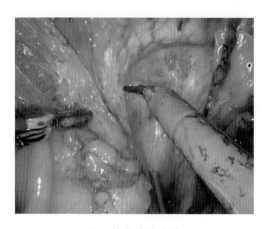

12. 分离盆腔脂肪

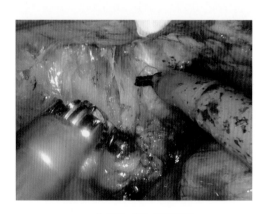

13. 分离前列腺背侧脂肪

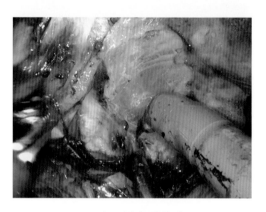

14. 切开右侧盆筋膜

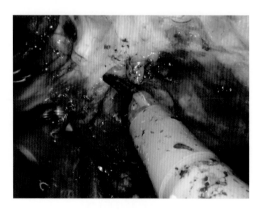

15. 切断耻骨前列腺韧带

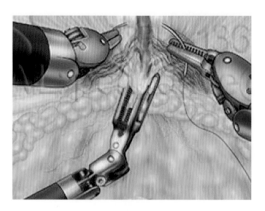

16. 缝扎阴茎背血管复合体

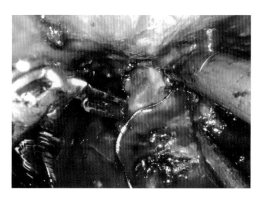

17．缝扎背血管复合体

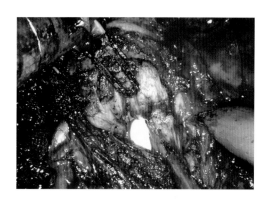

18．切开膀胱颈

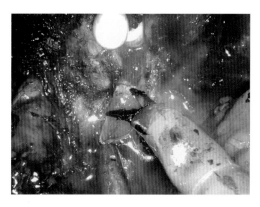

19．切开膀胱颈后唇，保留较小膀胱颈口

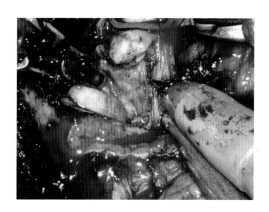

20．分离输精管及精囊

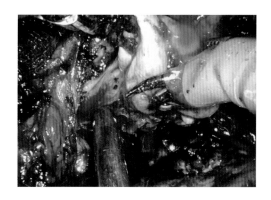

21．分离精囊背侧

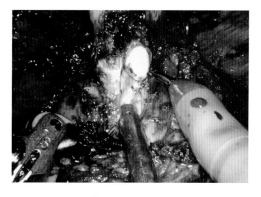

22．精细切除前列腺尖部

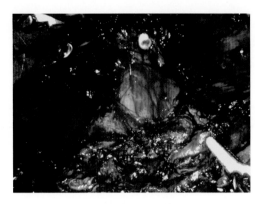

23．吻合膀胱与尿道后壁

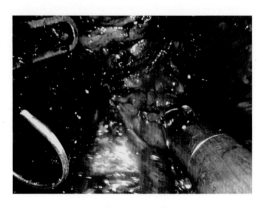

24．拉紧膀胱与尿道吻合口

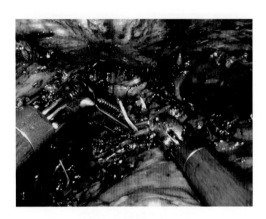

25．缝合膀胱前壁

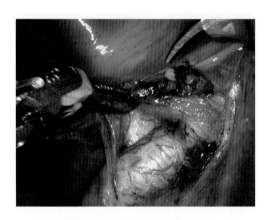

26．清扫右侧髂血管淋巴结

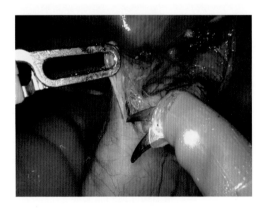

27．继续清扫淋巴结

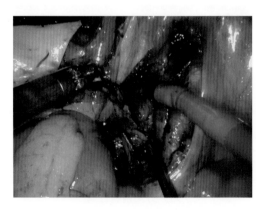

28．清扫右侧闭孔淋巴结

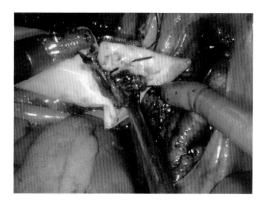

29. 淋巴结装袋

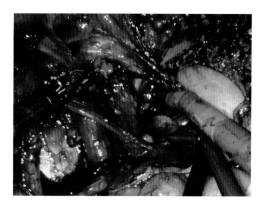

30. 清扫左侧盆腔淋巴结

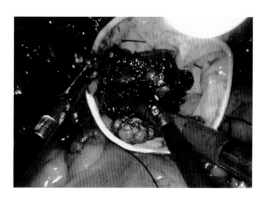

31. 淋巴结装袋取出

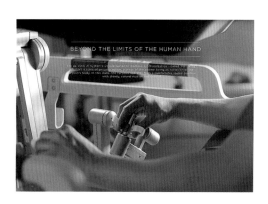

32. 机器人操作示意

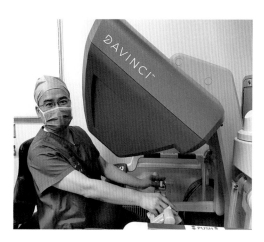

33. 术者操作示意

机器人辅助单孔腹腔镜前列腺根治术(经腹腔入路)

【病例简介】

男性，80 岁，因排尿不畅半年余入院，发现血 PSA 升高，为 62 μg/L，磁共振检查提示前列腺增大，体积大小约 48 mm × 40 mm × 42 mm，盆腔淋巴结无肿大，穿刺活检为前列腺癌，Gleason 评分为 4 + 5 = 9 分，核素骨扫描提示全身未见骨转移。

术前诊断：前列腺癌(T2N0M0)。

行经腹腔入路机器人辅助单孔腹腔镜前列腺根治术。(图 22 - 2)

图 22 - 2　经腹腔入路机器人辅助单孔腹腔镜前列腺根治术

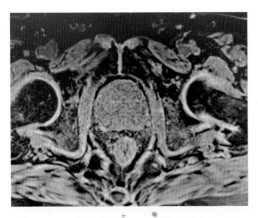

1. 磁共振图像(1)(见前列腺肿物)

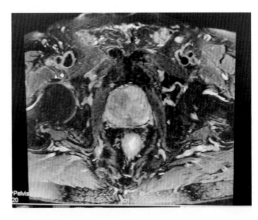

2. 磁共振图像(2)

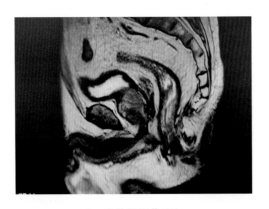

3. 磁共振图像(3)

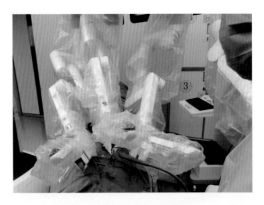

4. 机器人操作臂外观

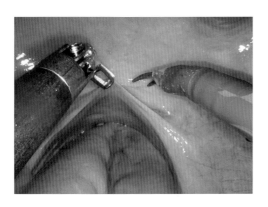

5. 切开盆腔腹膜返折部

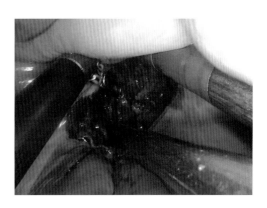

6. 分离精囊

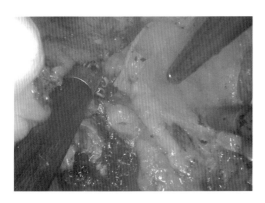

7. 分离右侧盆腔脂肪

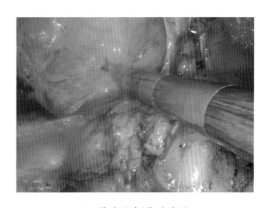

8. 分离左侧盆腔脂肪

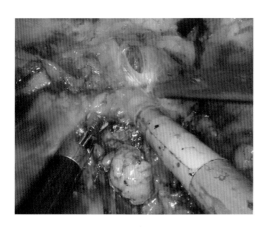

9. 分离耻骨后脂肪

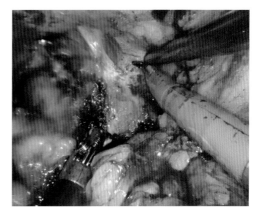

10. 切开右侧盆筋膜

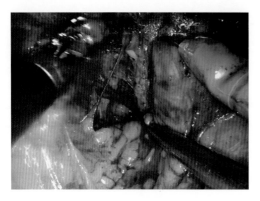

11. 切开左侧盆筋膜

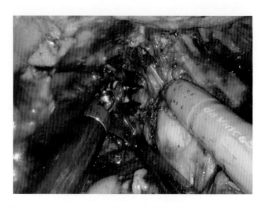

12. 分离耻骨前列腺韧带

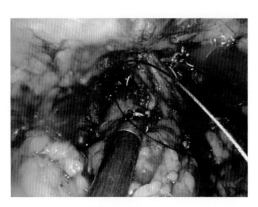

13. 缝扎背静脉复合体

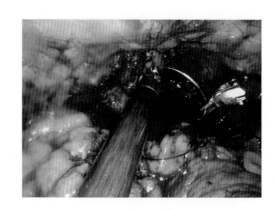

14. "八"字缝合背血管复合体

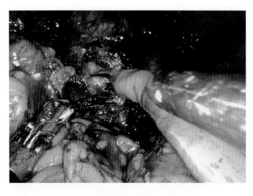

15. 切开膀胱与前列腺交界处

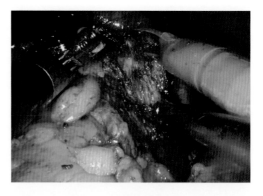

16. 切开膀胱前壁

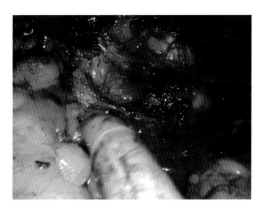

17. 分离膀胱颈后唇

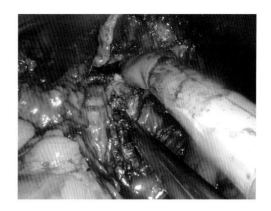

18. 切开左侧膀胱颈

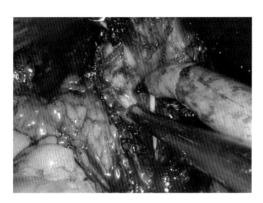

19. 切开膀胱颈

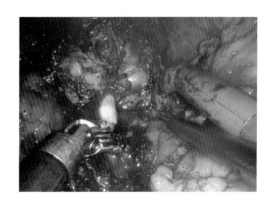

20. 切除右侧膀胱颈

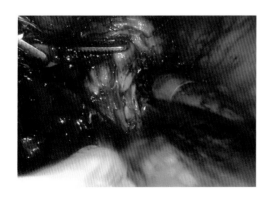

21. 分离精囊

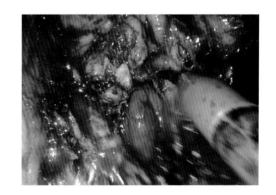

22. 分离精囊底部

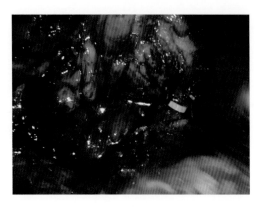

23. 分离右侧精囊血管

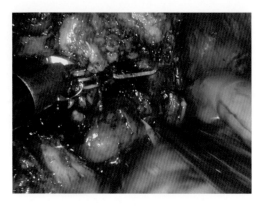

24. 分离精囊与前列腺右侧壁

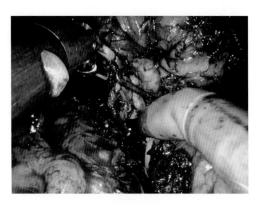

25. 分离左侧输精管

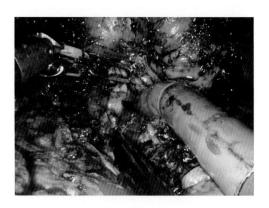

26. 分离前列腺背侧

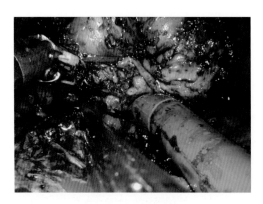

27. 切开迪氏筋膜

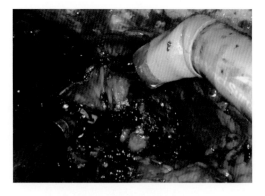

28. 剪断阴茎背血管复合体（1）

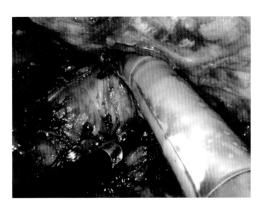

29．剪断阴茎背血管复合体（2）

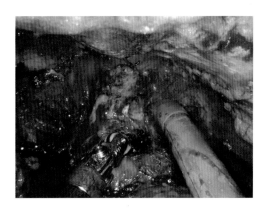

30．切除前列腺尖部（1）

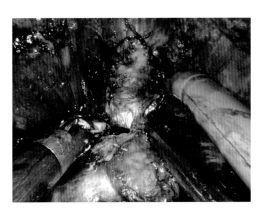

31．切除前列腺尖部（2）

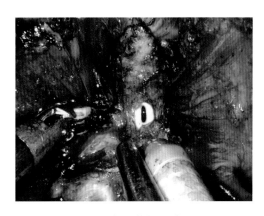

32．保留较长尿道

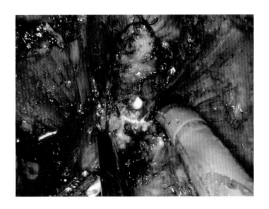

33．切除前列腺尖部（3）

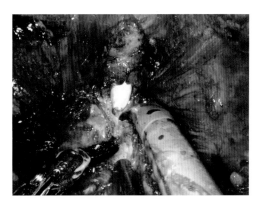

34．注意避免损伤直肠

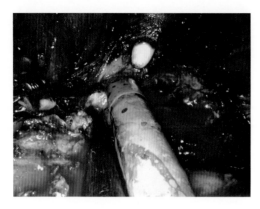

35．切除前列腺侧壁

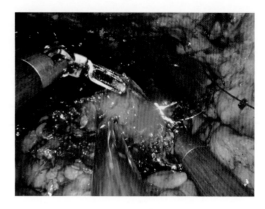

36．吻合膀胱颈与尿道

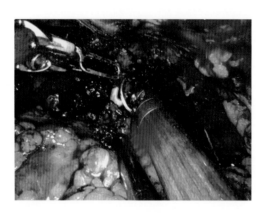

37．吻合尿道侧壁

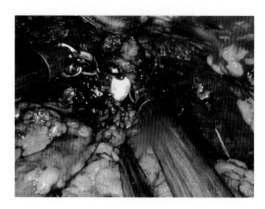

38．吻合尿道（1）

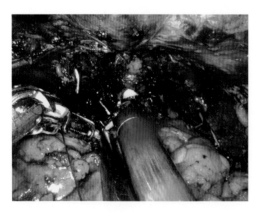

39．吻合尿道（2）

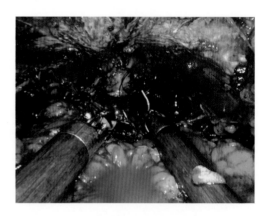

40．吻合膀胱与尿道前壁

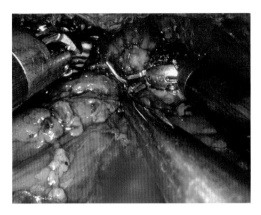

41. 膀胱与尿道吻合完毕

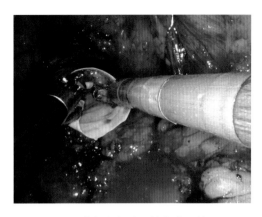

42. 清扫右侧髂血管旁淋巴结

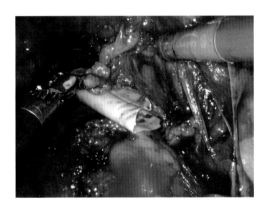

43. 清扫右侧髂内血管旁与闭孔淋巴结

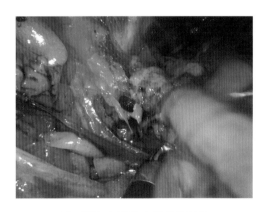

44. 清扫左侧髂血管旁淋巴结

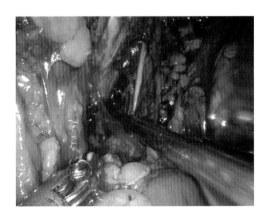

45. 清扫左侧闭孔淋巴结

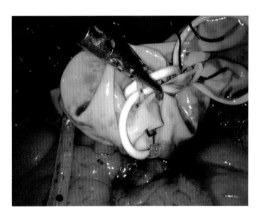

46. 前列腺标本装袋，留置盆腔引流管

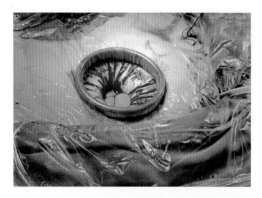

47. 经单孔操作通道取出标本

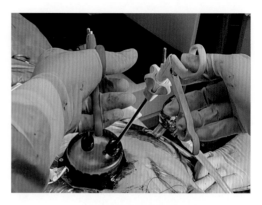

48. 单孔操作通道装置外景

（温星桥　王喻　高新）

◎ [附]吲哚菁绿（ICG）标记的荧光显像辅助盆腔淋巴结清扫术

清除肿瘤、保留控尿功能、保留术后性功能是前列腺癌根治性手术的三个关键点，达芬奇机器人辅助手术可使上述三方面得到最大程度实施，比传统术式更加安全有效。

盆腔淋巴结清扫（pelvic lymph node dissection，PLND）是目前检测和治疗前列腺癌患者是否发生淋巴结转移和治疗转移淋巴结的方法。约 30% 的 PCa 患者在根治手术后发现淋巴结转移的存在，PLND 可以提供更可靠的肿瘤分期信息，进一步指导后续治疗。在高危前列腺癌根治性手术中，扩大淋巴结清扫有较重要的意义。

对高危前列腺癌患者，有人提出应该扩大 PLND 的范围。然而清扫范围扩大后，并发症的发生率、手术时间等均随之上升，手术创面大，术后淋巴漏、淋巴囊肿发生率很高；同时，即使扩大清扫范围也不能清扫前列腺淋巴引流系统中所有的淋巴结，因此扩大的 PLND 并不适用于全部患者。

吲哚菁绿（indocyanine green，ICG）是一种近红外染料，是为数不多的被美国食品药品监督管理局（FDA）批准应用于临床的染料。手术时，ICG 直接注入前列腺中，ICG 快速弥漫到前列腺组织，且沿着前列腺的淋巴回流途径进入盆腔内各组淋巴结。

传统手术只能靠肉眼和经验来判断转移的淋巴结，而用 ICG 标记后，绿色荧光可帮助医生在手术中敏感地发现转移性淋巴结，在保证肿瘤清除的前提下，最大限度地精准确定淋巴结清扫的范围，使手术更精准、完整且无疏漏，可缩短手术时间，减小创伤。

前列腺癌的淋巴扩散并不遵循既定的模式，简单地利用 99mTc 或 ICG 所显示的淋巴引流并不是提高淋巴结转移检出率的最好方法。展望未来，结合前列腺癌分子生物学特性的分子功能影像技术有望改变目前模式，协助外科医生根据患者肿瘤的特性制订相应的手术方式，提高手术的精准性、疗效，且减少不必要的伤害。

术前 30 分钟在经直肠 B 超探头引导下，经会阴或者经直肠向前列腺两侧叶腺体内各注射 5 mg 吲哚菁绿行淋巴造影，术中使用荧光探头和特殊设备，可见造影淋巴结呈绿色荧光，沿 ePLND 区域行髂内、髂外、闭孔、骶前和髂总动脉旁淋巴结示踪清扫。

　　临床实践证明，吲哚菁绿荧光敏感性高，能够有效提供实时术中导航。荧光腹腔镜系统能够提供荧光和普通光源的加权影像，可以清晰地显示手术野，提升手术质量，提高患者生存率。（图 22 - 3）

图 22 - 3　ICG 标记的荧光显像辅助盆腔淋巴结清扫术

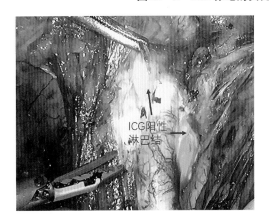

1. ICG 荧光淋巴结显绿色

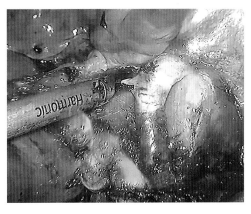

2. 清扫髂外血管旁淋巴结

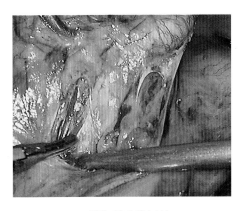

3. 清扫髂内淋巴结

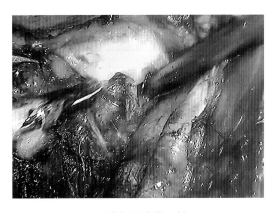

4. 清扫闭孔淋巴结

资料来源：王喻，温星桥，李名钊，等. 荧光腹腔镜与高清腹腔镜根治性前列腺切除术加扩大盆腔淋巴结清扫治疗局部高危前列腺癌的疗效对比［J］. 中华泌尿外科杂志，2019，40（3）：161 - 166.

（王喻　温星桥　高新）

◉ 机器人辅助单孔腹腔镜右侧肾上腺醛固酮瘤切除术（经腹腔入路）

【病例简介】

男性，52 岁，发现高血压、下肢乏力半年余，血压 165/110 mmHg，血醛固酮水平增高，血钾 3.0 mmol/L，血皮质醇水平正常，尿 VMA 正常。CT 提示右侧肾上腺占位病变，大小约 25 mm × 20 mm。

术前诊断：右侧肾上腺醛固酮瘤。

行经腹腔入路机器人辅助单孔腹腔镜右侧肾上腺醛固酮瘤切除术。（图 22 - 4）

图 22 - 4　经腹腔入路机器人辅助单孔腹腔镜右侧肾上腺醛固酮瘤切除术

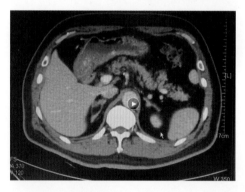

1. CT 平扫（见右肾上腺瘤）

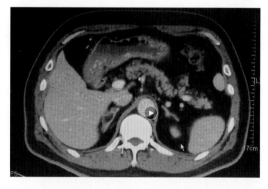

2. CT 增强

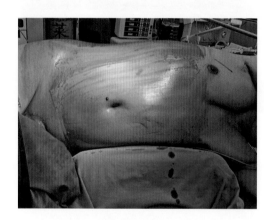

3. 侧卧位经腹腔入路

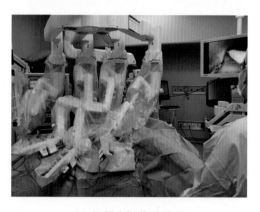

4. 机器人操作臂外观

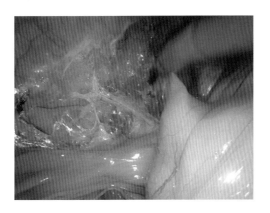

5. 切开肾脂肪囊

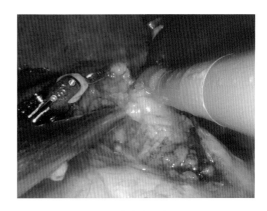

6. 分离肾上极

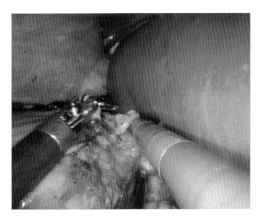

7. 分离肾上腺（1）

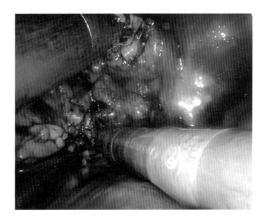

8. 分离肾上腺血管（1）

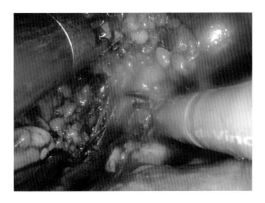

9. 分离肾上腺动脉

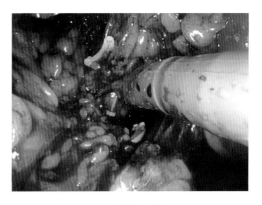

10. 结扎血管

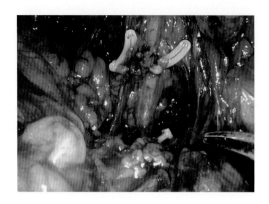

11. 分离肾上腺血管(2)

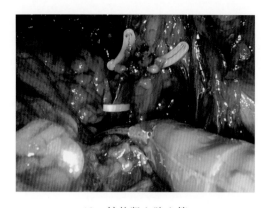

12. 结扎肾上腺血管

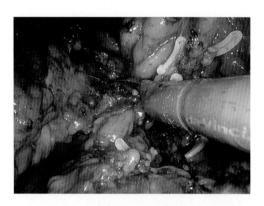

13. 分离肾上腺中部

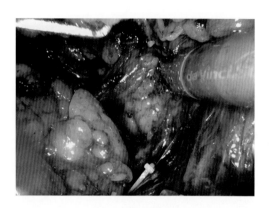

14. 提吊分离

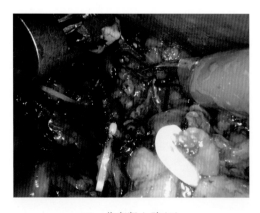

15. 分离肾上腺(2)

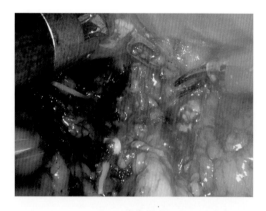

16. 分离肿物

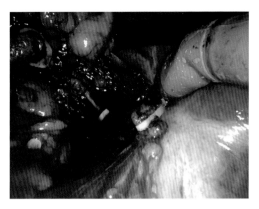

17. 结扎肾上腺中央静脉

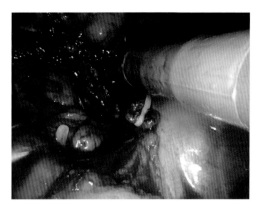

18. 切断中央静脉

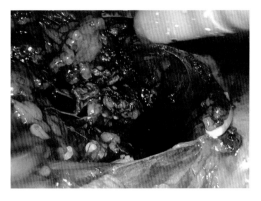

19. 切除肾上腺肿瘤

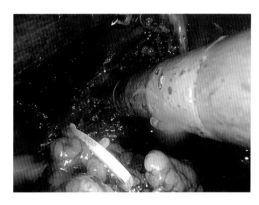

20. 完整切除肾上腺肿瘤

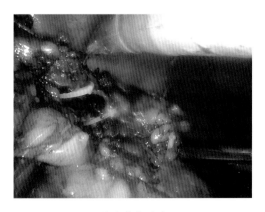

21. 肿瘤装袋取出（1）

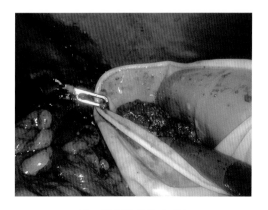

22. 肿瘤装袋取出（2）

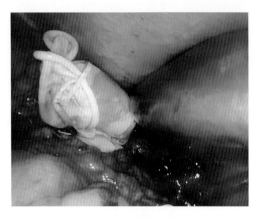

23. 肿瘤装袋取出(3)

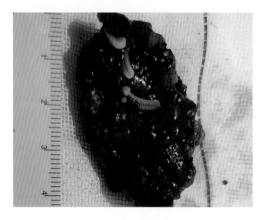

24. 切除的肿瘤标本

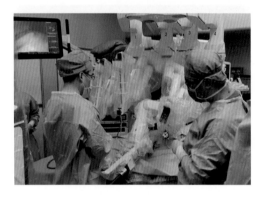

25. 机器人机械臂外观

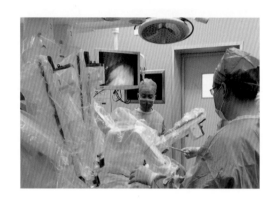

26. 手术操作外景

（温星桥　王喻　李腾成　高新）

机器人辅助腹腔镜左侧肾切除术（经腹腔入路）

【病例简介】

男性，55 岁，因左腰痛 5 月余入院，B 超及 CT 提示左肾皮质萎缩，多发结石。核素双肾扫描提示左肾无血流灌注，无功能。

术前诊断：左肾多发结石并左肾积水，左肾无功能。

行经腹腔入路机器人辅助腹腔镜左侧肾切除术。（图 22 - 5）

图 22 - 5　经腹腔入路机器人辅助腹腔镜左侧肾切除术

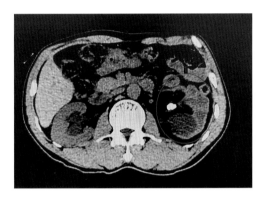

1. CT 平扫（红圈示萎缩的左肾）

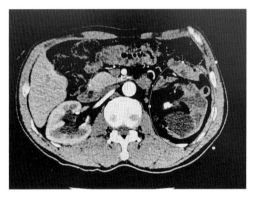

2. CT 动脉相（红圈示萎缩的左肾）

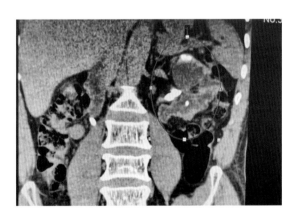

3. CT 冠状面（红圈示萎缩的左肾）

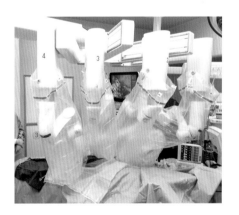

4. 机器人机械臂外观（1）

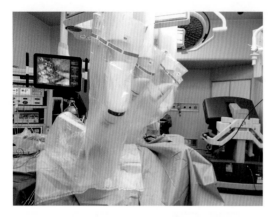

5. 机器人机械臂外观(2)

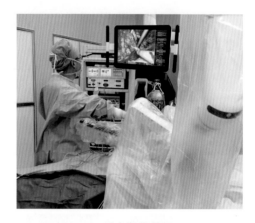

6. 手术操作外景

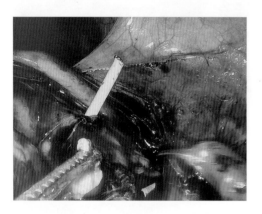

7. 经腹入路，蓝色管为肾造瘘管

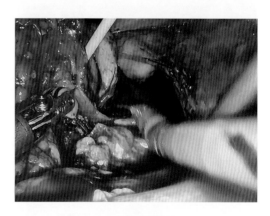

8. 分离肾脏(1)

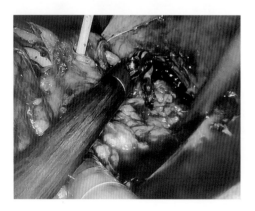

9. 分离肾脏背侧

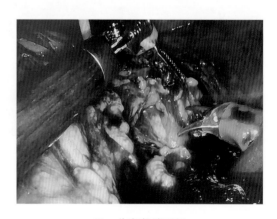

10. 分离肾脏下极

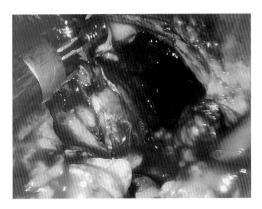

11. 分离肾脏下极粘连

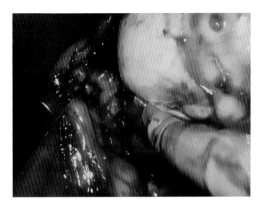

12. 分离肾上极(1)

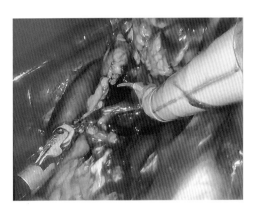

13. 分离肾脏上极脂肪

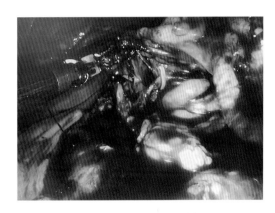

14. 分离结扎肾脏血管

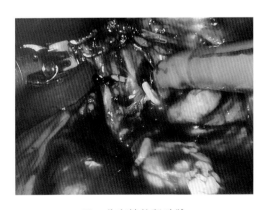

15. 分离结扎肾动脉

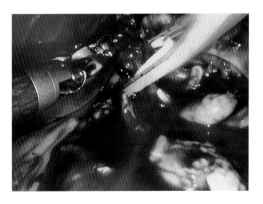

16. 分离结扎肾静脉

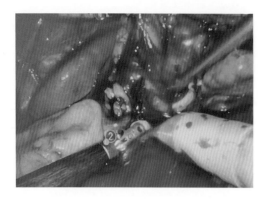

17. 分离肾脏(2)

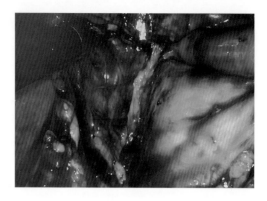

18. 分离肾上极(2)

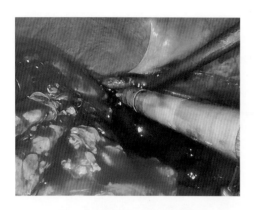

19. 分离肾脏与肾上腺粘连

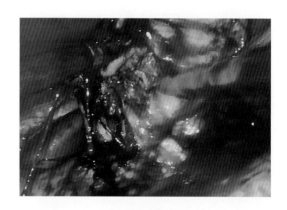

20. 分离肾脏(3)

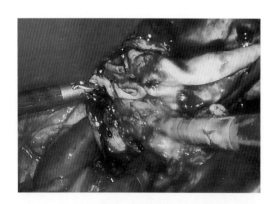

21. 分离肾脏(4)

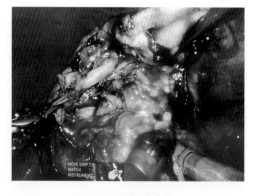

22. 提吊肾脏分离

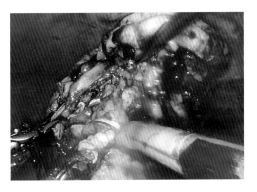

23. 分离肾脏中极

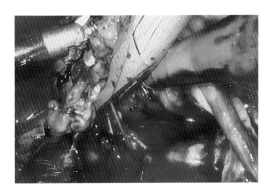

24. 分离结扎肾脏血管

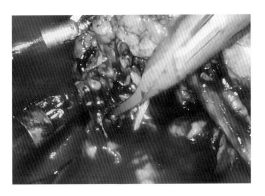

25. 结扎肾动脉

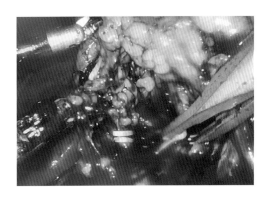

26. 双重结扎肾动脉

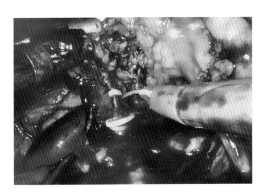

27. 切断肾动脉（1）

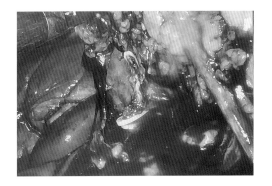

28. 切断肾动脉（2）

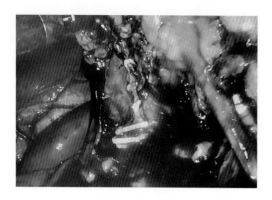

29．切断肾动脉（3）

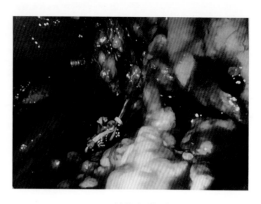

30．结扎肾静脉

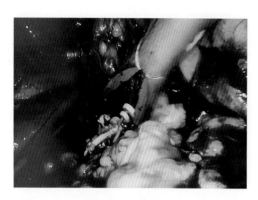

31．双重结扎肾静脉

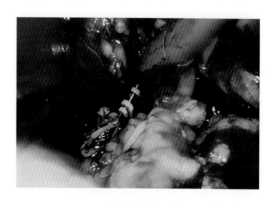

32．肾静脉结扎妥善

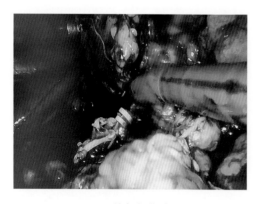

33．剪断肾静脉

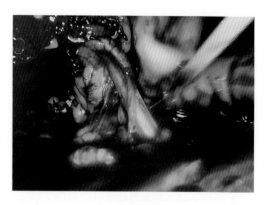

34．分离输尿管

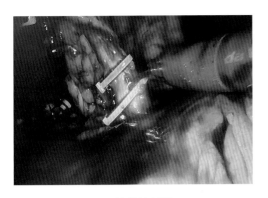

35. 结扎输尿管

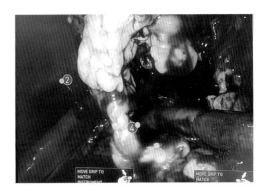

36. 分离肾脏(5)

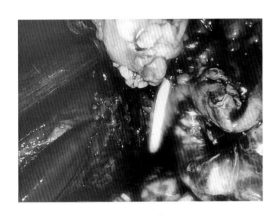

37. 分离肾脏(6)

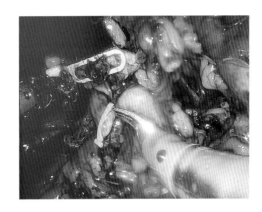

38. 切断输尿管

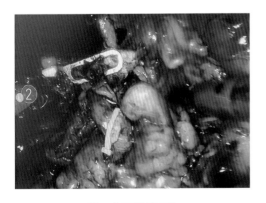

39. 分离肾脏(7)

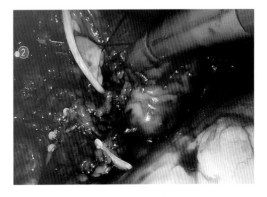

40. 完整切除

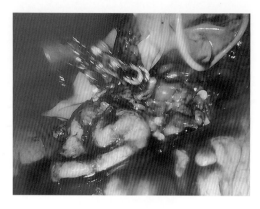

41. 标本装袋

（温星桥　王喻　李科　高新）

第二十三章　无气腹腹腔镜手术

目前，腹腔镜手术已得到广泛开展，而在无气腹条件下施行腹腔镜手术是对气腹下手术的一项重要革新和完善，它可以消除气腹对患者的不利影响。经过近几年的探索与实践，无气腹腹腔镜技术(悬吊式腹腔镜技术)已发展成为现代腹腔镜领域的一个重要分支。

腹腔镜手术属微创手术，其宗旨是在对患者损伤尽量小的情况下完成手术，手术创伤小、出血少，患者术后恢复迅速。相对于传统开放手术，腹腔镜手术借助于人工气腹，为腹腔内进行手术提供操作空间。但是，吸引器的应用和套管系统的不密闭，或手术切开腹壁时气体泄漏，常会影响气腹状态，导致在手术时间方面并不占优势，另外还存在手术器械特殊和手术费用的问题。

无气腹腹腔镜技术(悬吊式腹腔镜技术)是通过腹壁的机械悬吊为腹腔内手术提供一个无需持续气体维持的腹腔内手术操作空间。由于无需人工气腹，操作中不必担心漏气，故操作更为方便。其特点与优势如下：

(1)避免了气腹法需要盲目腹腔内穿刺造成的脏器损伤风险。

(2)手术器械可自由出入微创的小切口，无需密闭切口，可快速地进行腹腔内吸引，保证良好的手术视野，不必担心漏气。另外，可根据手术情况随时提拉、调整腹壁的提升度，综合了腹腔镜手术与开腹手术的优点，达到了优势互补。

(3)部分脏器可通过操作孔，提出切口外进行操作，能使用传统剖腹手术的器械，沿用传统缝合和打结技术，使手术操作容易、简便、省时、操作更精细。妇科卵巢、附件手术时，此特点尤为显著。

(4)可以不用或较少使用一次性器械，无需气腹机，降低手术费用。

(5)无气腹腹腔镜技术使无法耐受气腹的患者可以进行微创手术，如孕妇、严重心肺功能异常及高龄患者。

(6)气腹法腹腔镜下手术需要对术者进行专门的培训，尤其要较熟练地掌握某些手术操作的技巧；而无气腹腹腔镜技术仅要求对有一定剖腹手术经验的手术人员进行简单的指导培训，即可开展手术。

(7)麻醉安全性方面，研究表明，气腹形成3分钟后气道内压力及呼气末 CO_2 压值明显升高，而无气腹腹腔镜手术操作时两者几乎无明显变化。气道内压力升高是气胸发生的诱因，呼气末 CO_2 值明显升高则可引起心律不齐等。无气腹腹腔镜手术可以不需全麻插管，可利用广泛使用的硬膜外麻醉，减少手术费用，也有利于手术的普及。

（8）对患者的影响方面，研究表明，气腹法腹腔镜手术对患者心肺功能、腹内脏器血流灌注及巨噬细胞系统的干扰明显大于无气腹腹腔镜手术。气腹压力在较长时间过高时，可引起皮下及纵隔气肿、高碳酸血症、血流瘀阻、空气栓塞等，由腹腔向胸腔的压迫有时还可引起心肺功能障碍。对于老年人，尤其是有心肺血管疾患的老年患者，则增加手术与麻醉的风险，甚至导致严重后果。国外一些研究发现，气腹有助于肿瘤细胞的生长、种植和播散，而在无气腹腹腔镜手术中，上述风险可得到降低或避免。

（9）无气腹腹腔镜技术可与单孔腹腔镜手术联合应用。无气腹手术中，很多器械可通过同一操作孔进入，且不用封闭，器械进出时互相干扰较少，与单孔腹腔镜技术模式类似，甚至在其基础上得到改进。

当然，无气腹腹腔镜手术也有一定的局限性，如腹腔周边暴露欠佳、手术难度加大、需额外购置相关悬挂牵引设备、不能完全替代气腹机等。

但是，该手术对于特殊不能耐受气腹手术的人群，有一定的实用价值，对于普通患者也有值得应用或探索创新的价值。手术中，器官的显露、分离会受到一定限制，操作方式与传统腹腔镜有些差异，需要术者进一步熟悉、适应与完善。

总之，无气腹腹腔镜技术有其特点与优势，可作为传统有气腹腹腔镜手术的补充，对于特殊患者更有其实用价值，值得临床探索应用。

无气腹单孔腹腔镜辅助肾部分切除术（经腹腔入路）

【病例简介】

女性，56 岁，因体检发现左肾肿物 1 月余入院，无腰痛，无血尿，CT 检查提示左肾占位病变，大小约 18 mm×15 mm，回声不均，考虑为肾癌。

术前诊断：左肾占位病变，肾癌。

行经腹腔入路无气腹单孔腹腔镜辅助肾部分切除术（图 23 - 1）

图 23 - 1　经腹腔入路无气腹单孔腹腔镜辅助肾部分切除术

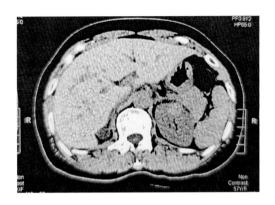

1. CT 平扫

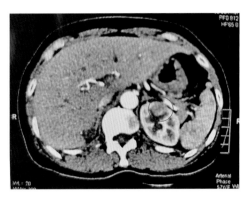

2. CT 动脉相（红圈示左肾肿瘤）

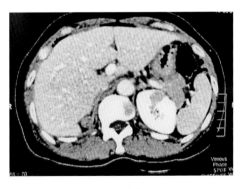

3. CT 静脉相

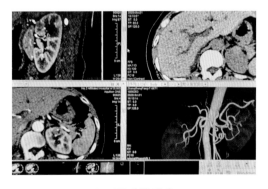

4. CT 动脉重建

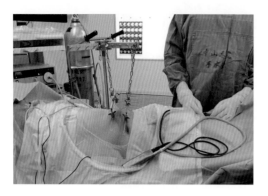

5. 无气腹钢针穿刺

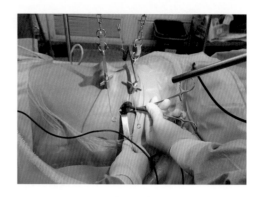

6. 小切口切开

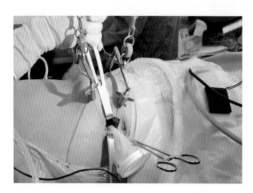

7. 置入单孔装置

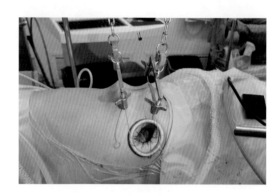

8. 单孔操作通道

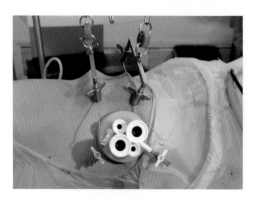

9. 单孔操作装置外景

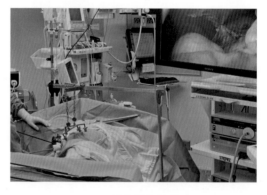

10. 手术操作外景

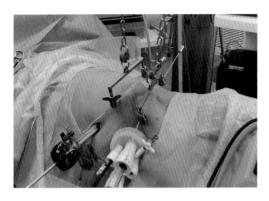

11. 手术器械外观

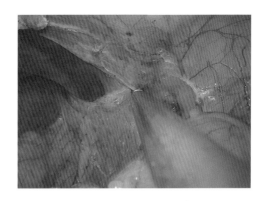

12. 切开侧腹膜与结肠旁沟

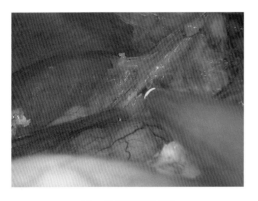

13. 分离脾肾韧带

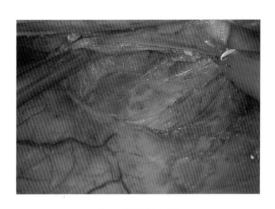

14. 分离肾上极

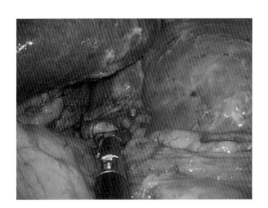

15. 分离肾动脉

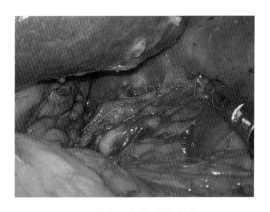

16. 分离二级肾动脉分支

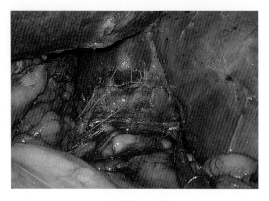

17．分离三级肾动脉分支

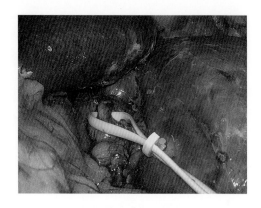

18．橡皮筋标出血管

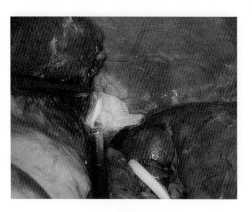

19．分离肾肿瘤

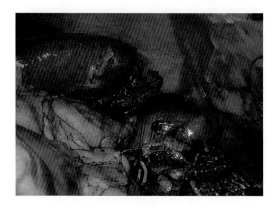

20．动脉夹临时阻断血流

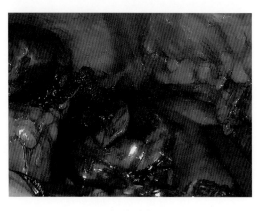

21．切除肿瘤（1）

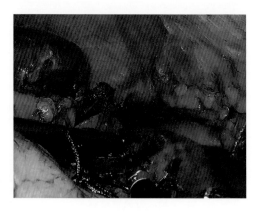

22．切除肿瘤（2）

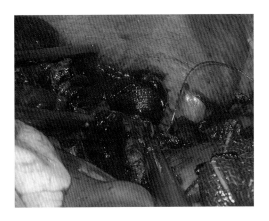

23. 缝合肾脏

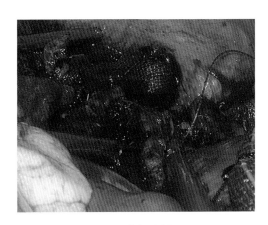

24. 缝合肾脏创面

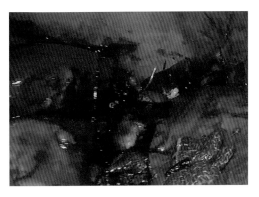

25. 缝合妥善，放开临时动脉夹，创面无活
动出血

（温星桥　李名钊　张慧敏　武忠强）

无气腹单孔腹腔镜辅助双侧精索静脉结扎术（经腹腔入路）

【病例简介】

男性，40 岁，因反复阴囊坠胀不适 3 个月入院。查体：双侧阴囊稍增大，双侧阴囊可扪及扩张曲张的静脉。阴囊彩超检查提示双侧精索静脉曲张，左侧精索静脉直径2.5 mm，右侧精索静脉直径 2.2 mm。

术前诊断：双侧精索静脉曲张。

行经腹腔入路无气腹单孔腹腔镜辅助双侧精索静脉结扎术。（图 23 - 2）

图 23 - 2　经腹腔入路无气腹单孔腹腔镜辅助双侧精索静脉结扎术

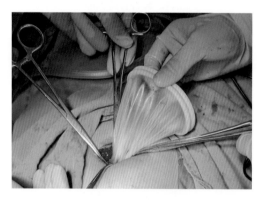
1. 放置固定切口保护套

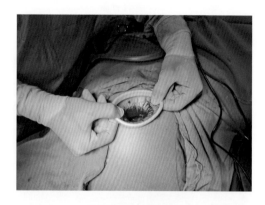
2. 脐周建立通道

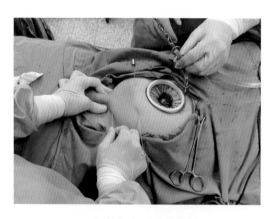
3. 钢针行皮下隧道穿刺

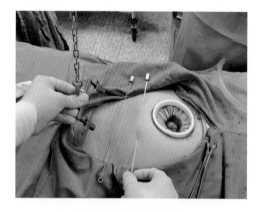
4. 悬吊架与钢针固定

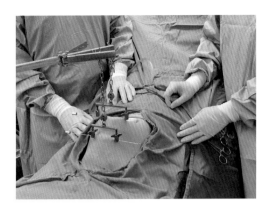

5. 悬吊装置牵拉腹壁

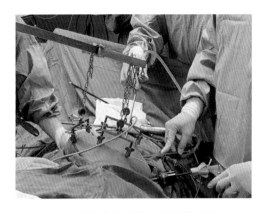

6. 经单孔腹腔镜置入腹腔镜器械

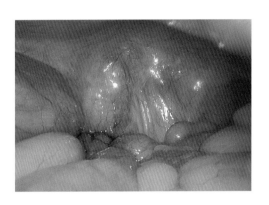

7. 沿右侧精索静脉表面打开后腹膜

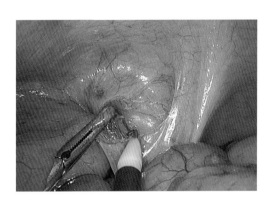

8. 显露右侧精索静脉

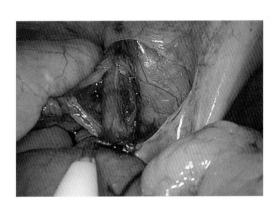

9. 游离右侧精索静脉

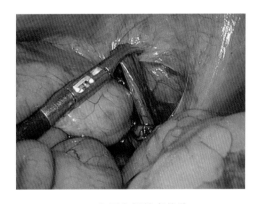

10. 夹闭右侧精索静脉

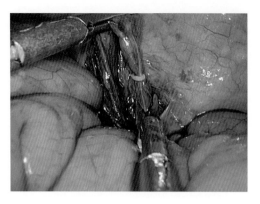

11. 找到右侧精索静脉

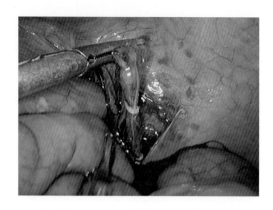

12. 在 Hem-o-lok 之间剪断右侧精索静脉

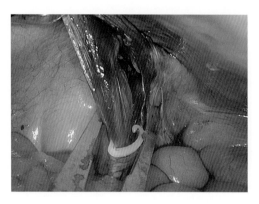

13. 用 Hem-o-lok 夹闭右侧精索静脉

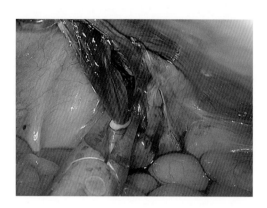

14. 近端用 Hem-o-lok 夹闭右侧精索静脉

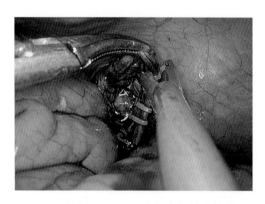

15. 远端用 Hem-o-lok 夹闭右侧精索静脉

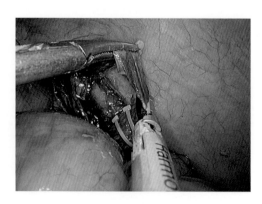

16. 牵拉静脉制造张力

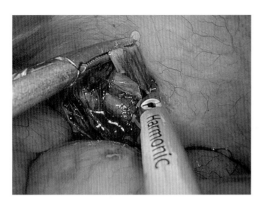

17. 剪断右侧精索静脉

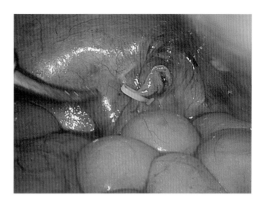

18. 用 Hem-o-lok 关闭右侧后腹膜

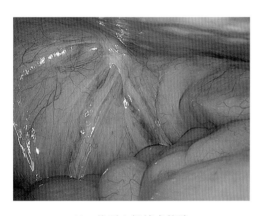

19. 找到左侧精索静脉

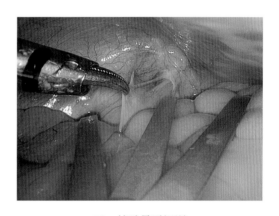

20. 辅助暴露视野

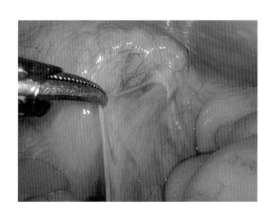

21. 打开后腹膜

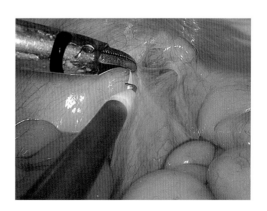

22. 沿左侧精索静脉表面分离

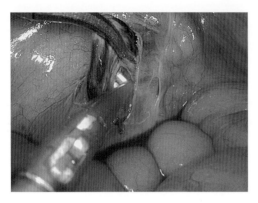

23. 游离并显露左侧精索静脉

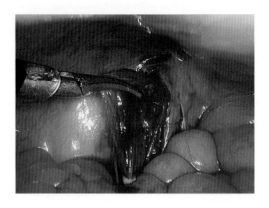

24. 远端用 Hem-o-lok 夹闭左侧精索静脉

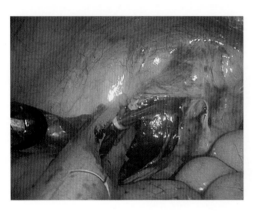

25. 近端用 Hem-o-lok 夹闭左侧精索静脉

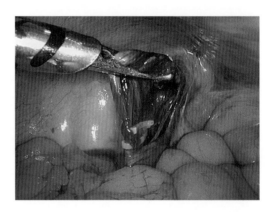

26. 近端用双重 Hem-o-lok 夹闭左侧精索静脉

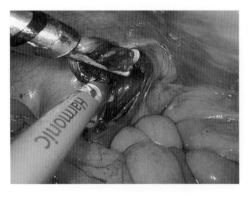

27. 剪断左侧精索静脉

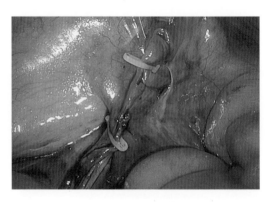

28. 关闭后腹膜

（温星桥　张慧敏　谢旺龙）